COVID-19
新型コロナウイルス・レポート

PCR検査を巡る攻防

見えざるウイルスの、見えざる戦い

LEADERS NOTE®

もくじ

第3話

医療界とメディア

はじめに

二〇一五年に、世界的な講演会である「TED」に出演したマイクロソフトの共同創業者のビル・ゲイツ氏は、パンデミック対策の遅れに警鐘を鳴らしていた。

その講演会では、およそ次のようなことが訴えられていた。

「子供のころ私たちが恐れていたのは核戦争でした。しかしいま最大の危機は（インフルエンザウイルスの写真をスクリーンに映し出して）、こんな姿をしています。もし次の数十年で一千万人以上の人々が死ぬような災害があるとすれば、戦争ではなく、感染性の高いウイルスが原因の可能性があります。その理由は、私たちは核兵器の抑制には巨額資金をつぎ込んできましたが、伝染病については、ほとんど何もやってきていないのです。エボラウイルスの場合には対策システムそのものが存在しませんでした。大きな伝染病が起こると何十万ものスタッフが必要ですが、治療の適切さや診断方法を確認する人もいませんでした。これはグローバル規模の失敗でした。次の伝染病ではそれ以上の危機をもたらすかもしれません」

ビル・ゲイツ氏がＴＥＤで指摘した約三年後、ジョンズ・ホプキンス大学が二〇一八年にまとめた「パンデミック病原体の諸特徴」という報告書にも「予見」とも捉えられる分析があったという。呼吸器系に感染して広がるＲＮＡウイルスは、比較的症状が軽い場合や潜伏期間でも感染してしまうので特に危ないなどの指摘が目につく。日本の報道では、二〇二〇年四月初旬にこれらを日本経済新聞が伝えている。

二〇一九年末に中国で発生したCOVID-19新型コロナウイルスは、またたくまに全世界へと広がり、六月までに感染者数は約七百万人、死者は約四十万人に達した。欧米の各国の感染者、死者数もすさまじかった。世界最高レベルのＣＤＣ（疾病管理予防センター）を持つアメリカも対応できず、二〇二〇年の六月初旬にはすでに死者は十万人を超えた。このウイルスで死者数を低く抑えることができているのは、今のところ日本を含めたアジアの数カ国とオセアニアなどだが、今後の予測はかなり難しいようだ。

日本でも当初よりＰＣＲ検査対策はかなり遅れていたことがすでに明確になっている。二月十四日ごろからは、「ＰＣＲ検査拒否をし続けてきた保健所に批判殺到」などという訴えがインターネット上で大きな話題になり、＃検査難民というハッシュタグをつけたツイートが注目を集めた。

一日あたり三千八百件を超える検査が可能になったと明言していた加藤厚労相は、二月二十六日の衆院予算委員会の席上で、平均すると一日九百件しかできていないことを報告した。世間の関心は、ほぼこの検査問題に集中していたと言っていいだろう。

「発熱続いてるのに…〝検査難民〟の不安」（TBS news23　二月二十六日）、「〝検査難民〟が国会でも問題に…なぜ検査を受けられないのか?・」（フジテレビ　二月二十六日）と題した番組などを各局が放送し議論が過熱していった。「新型ウイルス、日本の『検査難民』問題に韓国の『ドライブスルー検査』を活用せよ」（Newsweek　二月二十八日）などの記事も出るなか、検査はなかなか前に進まず「検査を推進せよ」

という声も高まり続けてきた。

私は、五月初旬になってなお議論が収まらないなかで、本書に登場する数人の医療関係者が極めて積極的に「議論」を世間に喚起しようとしている記事を読むにつけ、世間で言われているものとは別の話が、この「ＰＣＲ検査」にはあるのではないかと考えるように至る。それを調べていくと疑問は募る一方だった。

特に、医療の現場で、幾度も感染疑いのある患者に接した医師らも、その患者がのちに陽性と判定されてなお、疫学調査では「濃厚接触者」には当たらないとされ検査対象から除外された。濃厚に接触しているのに濃厚ではないという。なぜなのか。

本書を通じ、ＰＣＲ検査議論の背景で何が起こっていたのかを感じ取ってもらい、まだ世界の感染が収まらないなか、今後、検査を含めた対策をどのようにしていくべきなのかの参考にしてもらえれば幸いだ。

第1話

ジレンマ

世界の危機だとは分かっていても、見えないウイルスとの闘いのなかで、ビジョンの見えない政治への不満もまた確かにあった。日本独自の対策とＰＣＲ検査に対する議論は、大きくなるばかりだった。

この騒ぎが教えてくれること

いま日本では、子供から高齢者までPCRという三文字を覚えてしまった。

「PCR検査が進まないと安心が戻らない」との声が止まらない。

二〇二〇年二月七日、東北大学の押谷仁教授のインタビュー記事は「無症状感染者は普通に外出しているので、ここから感染が広がってしまう」と警鐘を鳴らしている。だから多くの人は無症状感染者を放置できないと考える。

その一方で「なぜ国民はムダなPCR検査の大合唱をするのか、わかっていない」と一部の専門家たちは各所で狼煙《のろし》を上げ続けてきた。確率が低すぎる。偽陽性が出る。お金がかかる。意味がない。中国や韓国と、日本は違うと。

五月に入ってもその声はおさまらなかった。「必要なのは検査ではなく自宅隔離と外出制限だ」とある臨床医は主張する。ウェブサイトで「国民全員ないしは流行地域では無症状者や軽症患者にも広くＰＣＲ検査を行うべきとする主張の趣旨」を整理して一つ一つ科学的に反証していくことに力を注いでいる。そこに悪気は感じられないが。

　さらに五月十二日には「『ＰＣＲ検査せよ』と叫ぶ人に知って欲しい問題」という仙台医療センターの西村秀一氏の記事も出た（東洋経済新報社）。

　刺激を受けたＳＮＳでは「ＰＣＲを進めれば陽性者が増えて困る」「ＰＣＲを要求しているのは左翼」「ＰＣＲが必要は非科学的」といったツイートもまたたくまに広まる。

　これらの騒ぎが教えてくれることは、国民全員ないしは流行地域では無症状者や軽症患者にも広くＰＣＲ検査を行うことについて、科学的な検証やフェアな場での論争が必要だということだ。このような論争には利害が絡むことも含めて、である。

　すでに日本政府も、ビジネスなどの海外渡航における「陰性証明書」の発行の検討を始めたらしい。

六月二日、厚生労働省は、唾液を検体としたＰＣＲ検査を可能にする通知を出し、発熱などの症状発症から九日以内の有症状者に限って唾液によるＰＣＲ検査を承認、保険適用にするとした。

そのようななか、耳にする中国でのＰＣＲ検査は凄まじい。まるでウイルスの「種」は一粒たりとも残さないという意気込みだ。

中国の武漢で、五月十四日から六月一日までのわずか二週間余りで、人口約千百万人の住民のうち、九百八十万人超に対して検査を実施。陽性反応を示したのは約三百人で、いずれも無症状だったと記者会見で発表した。中国ＣＤＣの副所長は、「この数字からは、武漢が今や最も安全な都市であることが分かる」と述べた。（ＡＦＰ　六月三日）

その光景を、どこか腹立たしく、しかし妬ましく羨ましく、指をくわえて見ているのが私である。

では、どこが腹立たしいのだろうか？　自問自答してみる。

中国は、自国のこの疫病の流行を落ち着かせた四月十九日、南シナ海の西沙諸島と南沙諸島に行政区を設置すると言い出した。すなわち領有権の争いが続いている海域に、世界がパンデミックで混沌しているときに手を出してきた。さらに五月二十八日には、香港での反体制活動を禁じる「香港国家安全法」の制定方針も採択。評論家の石平氏の言葉をかりれば、まさしく「火事場泥棒」なのである。

そんな非民主主義的国家が、武漢市に九百八十万人ものＰＣＲ検査をかけた結果を示し、これみよがしに「武漢が今や最も安全な都市だ」と宣言するのを聞くと、やはり腹立たしいわけだ。

しかしＰＣＲ検査と、この腹立たしさは、分けて考えたほうがいい。

私たちが、いま戦っているのは中国でもアメリカでもない。闘っているのは、COVID-19新型コロナウイルスという得体のしれない疫病なのだ。

では、どこが妬ましく、羨ましいのだろうか？

安倍晋三首相は、五月二十五日に開いた記者会見で、緊急事態宣言をすべて解除すると正式に発表した。その会見で、「わずか一カ月半で今回の流行をほぼ収束させることができた。日本モデルは世界の模範だ」とアピールした。

だがそれは事実に反していた。収束はしておらず、感染者も死者も毎日出ていた。

そして「新しいやり方で日常の社会、経済活動を取り戻す」と言い、「世界の感染症対策をリードしなければならない」と強調し「目指すは、新たな日常をつくり上げること。ここから先は発想を変えていこう」とも言った。その一方で「二度目の緊急事態宣言発出の可能性もある」とも述べている。（傍点筆者）

「新たな日常をつくり上げる」って何だ？

そこで私は、はっとする。

「新しいやり方」「新たな日常をつくり上げる」って何だ、と。

「目指すは、新たな日常をつくり上げること。ここから先は発想を変えていこう」っていったい何のことだと。最大限の検査もせずに？

私はふと、四月十一日に放送されたＮＨＫスペシャル「新型コロナウイルス　瀬戸際の攻防」を思い出していた。ウエブサイト「論座」で、ある朝日新聞の記者が「日本でコロナによる死者が少ない理由を解明したＮスペ」と高評価していた。本当に死者が少ない理由が解明されたのか。私はそのＮスペを観ても死者が少ない理由はちっとも分からず、厚労省のプロパガンダにすぎないとの印象が強く残った密着ドキュメンタリーだった。ＮＨＫ、これで大丈夫かと。

この番組のなかでクラスター対策班リーダーを務める押谷仁氏は悲壮感あふれる顔でこうつぶやいた。

「僕らの大きなチャレンジは、いかにして社会経済活動を維持したまま、この流行を収束の方向に向かわせていくのかということなので、都市の封鎖、再開、また流行が起きて都市の封鎖っていうことを繰り返していくとですね、もう世界中がとにかく経済も社会も破綻します。人の心も確実に破綻します。若者はもう、未来に希望を持てなくなる。次々に若者が憧れていたような企業はつぶれます。倒産していきます。中高年の人たちは、安らぐ憩いの場が長期間にわたって失われます。その先に何があるのか。その先は、もう闇の中しかないわけです。その状態を作っちゃいけないんです」

ショックだった。こんな未来観、悲壮感、ビジョンが。まさに日本の明日を予言しているような言葉に思えた。

そういえば、元厚生官僚で大阪大学感染制御学の森井大一氏も、最近こう書いていた。

「大阪モデルに貫かれた基本的認識に気づかれていることだろう。それは、少なくとも今後数年間、もしかするとそのままずっと、我々の社会はこの新しい感染症と共存していかなければならないという認識である」

押谷氏のいう「都市の封鎖、再開、また流行が起きて都市の封鎖」、森井氏のいう「今後数年間、もしかするとそのままずっと」。そして安倍首相のいう「目指すは、新たな日常をつくり上げること。ここから先は発想を変えていこう」との言葉が、微妙にリンクする。

これから先、今のような生活を「もしかすると、そのままずっと」である。そんなビジョンに大阪府民は、いや日本は、生活を懸けられるのだろうか？

検査を進めた中国や韓国、そして欧米諸国と日本は違う。後述するように世界の専門家らは日本を危惧している。

中国の場合は、無謀ともいえるほど強引にウイルスの「種」を一応すべて刈り取ってみせて「世界一安全」をアピールしている。

対策を指導する鍾南山《チョンナンシャン》氏は、ＳＡＲＳの脅威を軽く見た衛生部や中国ＣＤＣに対して、科学的な見地から信念をもって指摘し説得したという。独裁政権に正面から挑んだとして英雄視されている。むろん額面どおりには信じていないが徹底検査、徹底隔離のビジョンにゆるぎがない。

少なくともそこで国民は安心を得ることができる。また第二波、第三波が来たら徹底検査、徹底隔離する。そしてワクチンや薬が機能するようになれば、それこそ「ウイルスとの共存」という言葉も意味を持つ。インフルエンザ同様に日常の生活のなかでのリスク程度になるという。どこか「妬ましく、羨ましい」理由だ。

安心のないなかでは経済は決して戻らない。検査の進まないなかでは、飲食業に満足に客足はなかなか戻らない。インバウンドも復活しない。一旦は解放気分になるだろう。しかし感染者が増えたら不安がまた全国に広がる。そして基準を超えたら、ゆるゆるの不公平な自粛やアラート。自粛に応じなければ感染者が増える。

国際ジャーナリストの高橋浩祐氏は、四月三十日、日本のＰＣＲ検査数がＯＥＣＤ加盟国三十六カ国のうち三十五位（千人当たり一・八人）であることを「世界と比べても際立つ少なさ」と表現し「世界の主要国と比べ、日本がこれまでＰＣＲ検査態勢をきちんと整えてきていなかったツケが明白になってきている」と書いた。そして、ＯＥＣＤの報告書を紹介している。

「新型コロナウイルスの第二波の流行が発生するリスクを減らすため、感染者と接触したすべての人の七十～九十％を追跡し、検査で感染が確認されたら隔離する必要がある。これには大幅な検査の増加が必要になるだろう。新たなロックダウン（都市封鎖）がもたらす影響と比べれば、検査の大幅増加に伴う課題とコストの方がはるかに少ない」と述べている。

　もっとも、いま日本は急ピッチで検査数を増やしておりＰＣＲ検査センターも充実してきた。五月二十日時点で日本が実施した検査件数は、人口千人当たり三・四件と倍増はした。しかしそれでも「イタリアの五十二・五件、米国の三十九件に比べ、はるかに少ない。韓国では人口千人当たり十五件検査をしている」と五月二十九日の Newsweek は伝える。

　またロイターは「公衆衛生の当局者、医師、専門家など十人以上に取材。彼らの多くは、検査体制の拡充の遅れが日本の感染実態を覆い隠しており、再び感染が拡大した場合に国民が脆弱な立場に置かれかねないと懸念を示した」と伝えていた。

水際対策の失敗と楽観視を振り返ってみよう

　日本の厚労省には（欧米と同様にではあるが）、こういった疫病に対するＰＣＲ

検査体制も医療体制も万全ではなく危機感も不足していた。

日本感染症学会の理事長でさえ、二月十日のBuzzFeed Japanのインタビューでは、中国で六百人以上の死者が出ていることに対して、「中国では医療へのアクセスが日本のようによいとは思われない状況があり、重症になって初めて受診して、助かるものも助からなくなっている可能性がある」と述べ、「日本の患者さんをケアしている医師や看護師が感染していたら、感染力も病原性も高いとなりますが、それは今のところないわけです」などと言っていたほどである。

BuzzFeed JapanはYahoo! Japanのジョイントベンチャーで、この日本感染症学会の理事長の見解は、すぐにYahoo! ニュースで全国に拡散された。このころから「若い人は大丈夫」という言葉が一人歩きするようになった。

とりわけもっとも早く対策を行った台湾などをのぞき、この未知のウイルスに対して、世界各国に危機感が欠如していたので仕方ないと言われればそれまでである。

しかしどこかで軌道修正して、ＰＣＲ検査を進めることができたはずだ。

まず水際対策の失敗から振り返ってみよう。

日本の水際対策は、中国人観光客の入国を止められず、習近平国家主席の来日への配慮から判断が遅れたと指摘され、石破茂自由民主党元幹事長からも「入国をもっと早く止めるべきだった」と批判されていた。

そして、このウイルスで最も厚労省が頭を抱えたのはダイヤモンド・プリンセス号だったろう。この船には、五十六カ国の乗客約二千六百人と約千人の乗務員が乗っていた。感染者が次々と見つかるが検査ができない。経験値もない。しかも二月十八日には、YouTube で、岩田健太郎氏（神戸大学教授）による世界に向けての前代未聞の告発も出る。

その上さらに困ったことが起きた。

二月二十二日、厚労省の職員の多くを船内業務後に、ウイルス検査も受けさせずに職場に復帰させてしまっていた。このウイルスに関しては、すでに無症状の感染者がいることが分かっており「見えない感染」を厚労省自らが、わざわざ国内に広めてしまった可能性があった。厚労省は職員四十一人に対しウイルス検査を行うと発表したものの、医療関係者や検疫官らは十分に感染予防策を取っていたとして対象から除外した。さらには、同船の乗客二十三人を、定められた期間中にウイルス検査を実施しないまま下船させていた。船内業務をした厚労省や内閣官房の職員などの感染が次々と発表され二月二十四日には政府職員の感染者は六人に及んだ。ことは加藤厚労相の謝罪にまで発展した。

そこで間髪置かず医療関係者向けに厚労省の援護射撃をしたのが、新聞にも専門家として登場する前出の元厚生官僚、大阪大学感染制御学の森井大一氏だった。森井氏が二月二十六日に書いた記事は、「日本の失敗」の記録として興味深い。まだ日本の国内感染者数が約百八十人、死者三人の段階でのことだ。

森井氏は、「『どこで感染したかはっきりしない』いわゆる〝疫学的リンクが追えない感染例〟が各地で確認されるようになり国内感染期に入ったと考えられる。今後は、急激に国内の感染者が増えていくと考えられる」と書く。

そして「水際対策の目的は、必ずしも海外で発生した新興感染症を国内に持ち込ませない」ことではないとする。

つまり、すでに国内感染期に入っている。政府の水際対策のおかげで時間稼ぎができ、ＰＣＲ検査や医療体制が整えられてよかったではないか、とも思われる趣旨だった。

森井氏はこの記事で次のように書いていた。

「一月後半から二月初旬にかけて、全国の地方衛生研究所や大学等においてＰＣＲ検査が実施できる体制が整えられた。また、ほとんどの医療機関は、実際の患者を目にする前に、対策を講じる時間を得た。これらのことをもってしても、検疫を中心とした水際対策がそれなりに機能したと考えていいだろう」

いや検査体制は整えられていないじゃないかと訴えるがごとく、その二日後に専門誌に反発するような記事も出た。

それによると、まず、国立感染症研究所は一月下旬、自家調整の遺伝子検査を確立したという。それは大別して次の二つ。

一つは、「2ステップRT－ＰＣR法と電気泳動」、もう一つは「TaqMan プローブを用いたリアルタイム1ステップRT－ＰＣR法」。

しかし前者の手法について複数の専門家は、「まるで研究者の実験のよう。手間も時間もかかり、臨床検査ではほぼ使われていない」と指摘。後者を使えば三時間程度で検査ができるが、専門家は「2ステップRT‐PCR法をマニュアルに掲載するに当たり、大規模な検査の必要性を認識していたとは思えない」「もし感染研が、前者の手法で遺伝子検査を行っていたとしたら、さらに時間がかかっていることになる」などと書かれている。

さらに、ある業界関係者の話として、「厚労省は恐らく『これまで通り、感染研が中心となって自家調整の遺伝子検査を実施すれば乗り切れるだろう』と高をくくっていたのではないか」との批判を紹介している。（日経バイオテク）

この批判は特に気になるところだ。

二月二十六日の記事で、国内感染期に入っていると考えた森井氏は、「感染そのものを防ぎきることはできないとしても、取るべき対策はある。ピークを可能な限り低く、そして後ろにずらすことだ」と導いている。

そして「この感染症が終息する見込みは、神のみぞ知るとしか言いようがない」とした上で、二〇〇九年のH1N1インフルエンザの例を出し「この経験から類推すると感染が落ち着くまでには半年前後かかるかもしれない」と推測していた。

その二日後の二月二十八日、ジャーナリストの長谷川幸洋氏は次のように書いた。（現代ビジネス）

「そもそも、厚労省は今回の新型肺炎を当初から甘く見ていた。感染拡大を防いで、国民の命と健康を守るどころか、せいぜい『新型感染病の調査と研究が進めばいい』くらいの意識だったのだ」

「感染研は、そもそも感染の拡大防止が目的ではない。調査研究・分析するための組織なので、病気を治す臨床活動とは直接、関係がないのに、感染研は調査のためにＰＣＲ検査を民間に任せず、自分自身と都道府県の配下にある地方衛生研究所に絞った」

「発熱などが起きて、感染を疑う人が最初に頼るのは、近くの診療所やクリニックだろう。そこで保健所と感染研を知って、全員が検査を受けられればいいが、実際には保健所段階でハネられる人が続出した。結果、患者たちは路頭に迷い、感染が広がったのではないか」

ではその後、保健所の機能は強化され、万全の体制を築けているのだろうか。果たして疫学調査主体の方法で、大規模なクラスターが各地起きたときに重篤患者を救えるのだろうか。キャパは大丈夫か。情報公開は適切なのか。

次は、マクロからミクロに視野を移して見てみよう。

第2話

感染地帯

多くのクラスターが発生するような大感染地帯で、多くの人が感じたことを、どう記録したらいいのか。俯瞰《ふかん》しても見えないことは、地面にしっかり足を着けて見ておこう。何が問題なのか。

北九州市では何が起こっていたのか

タレントの志村けん氏逝去のニュースがテレビに映し出されたとき、厚労省クラスター対策班のリーダーである押谷仁氏の口をついて出た言葉とその表情を、二月から密着取材していたというＮＨＫスペシャルのカメラは逃さなかった。

「亡くなった人の顔が見えなかったから、いままで……」

正直な人である。

日本全体を俯瞰《ふかん》して患者の特性を分析する研究室は、いわばグーグルアースで日本全体を見渡して、ときに近付いて観察する司令部のようなものだ。

では森から木に、さらに顔の見える位置まで視野を移すと何が見えるのだろうか。

「何もわからない」と北九州市門司区に住む五十八歳の男性Aさんは嘆く。

同じく、門司区に住む八十九歳の男性Bさんに話を聞いても、答えは同じ。

「何も分からない」である。

この二人が分からないというのは、全国の人がそうであるように、テレビや新聞などのメディア情報では、地域のどこに危険があるか、どこに行ってはいけないか、どう感染が広がっているか、どの病院は比較的安心か、どの病院に行かないほうがいいか、必要な情報が「まったく何も分からない」ということだ。メディアから与えられる感染者の数字や断片的な情報だけでは、むしろ不安だけが増幅する。

ステルス性の高いこの疫病は密かに「種」を撒き、どこかでいっせいに発芽させる。どんなに上を向いて歩いていても人々はみな不安を抱いている。

ちなみにAさんとBさんの家は、徒歩で約十五分、距離にして約一キロで比較的近い。

ここで、この実在する二人の登場人物が暮らす土地について説明しておこう。

北九州市は一九六三年に、門司市、小倉市、若松市、八幡市、戸畑市の五市が合併して成立。九州で初めての政令指定都市として生まれている。門司市はなくなり門司区となった。そのなかでもAさんとBさんの住む関門海峡に近い門司港というのは、日清・日露戦争のころより石炭供給地として栄え日本軍の進出の拠点となった。しかし現在は少子高齢化の波に晒され、わずかな観光に望みを託している静かな街である。門司区の人口は約九万人。東京都でいえば国立市の約七万六千人より少し多い。面積も東京都の港区と新宿区、文京区、台東区、墨田区を合算した面積とほぼ同じ約七十四平方キロメートルある。

中年期のAさんは、門司区内にある特別養護老人ホームに勤務しており、自宅では高齢の母と同居している。一方、八十九歳になるBさんは年金生活者で一人暮らし(独居)。

年齢も違えば生活状況も異なる二人をモデルとして、門司というステージでいっしょに感じてみよう。

緊急事態宣言が出されるかどうかで、日本全体が緊張していた二〇二〇年四月一日のことだ。門司区大里新町にある新小文字病院で大規模な院内感染クラスターが発生した。この病院はＡさんとＢさんの住む家から車で約二十分、距離にして約十キロ離れていた。

Ａさんは、介護の仕事を休むことはできず緊急事態宣言中も働いた。同僚や利用者に迷惑をかけられない。心配だったのは数日前に、新小文字病院を退院した人を老人ホームで受け入れたばかりだったこと。「どうしようもないやん」と小さくつぶやく。

Ｂさんのほうは「もう少し生きてみたいし」と、この日を境に完全なステイホームを一カ月半続けた。食料は東京の息子が手配して届けた。二〇一九年末に大けがをして今年の一月末まで区内の病院に入院していた。以前に直腸ガン部位の切除手術を受けたが再発。放射線治療後は、定期検査を受けていた。それも延期することにした。

その後、北九州市では四月三十日から五月二十二日に至るまで、五百八十九件のＰＣＲ検査を行ったが陽性はゼロ件だった。福岡県の緊急事態宣言は五月十四日に解除。五月二十五日には全国が解除になることが決まった。

Aさんは少しだけ安心して介護業務に専念した。Bさんは自粛を解き、まずは直腸ガン部位のCTスキャンを受けるため病院の予約をした。

ところが事態は急変した。五月二十八日を皮切りに、立て続けに三つの病院にクラスターが発生した。まず、Bさんが一月に入院し、さらにCTスキャン検査を受ける予定の門司メディカルセンターで院内感染が発生していた。さらに昨年Bさんが放射線治療を受けた小倉北区にある北九州総合病院もやられた。救命救急センターを併設した三百六十床の総合病院だ。真新しいエントランスや診察室。「こんなところでも院内感染が起こるのか」と北九州市民は思っただろう。さらに八幡西区にある産業医科大学病院でもクラスターが発生した。こちらは市内で唯一の「特定機能病院」だ。

「新たな局面を迎えた。このまま続くと大きな第二波に襲われる」と市長は危機感をあらわにした。「ずっとゼロが続いていた北九州市でこのような状況になって、非常に驚き、強い危機感を持っている」と知事もコメントした。

西日本新聞は六月四日、「感染者が出た医療機関などへの誹謗中傷はやめてほしい」との市医師会幹部の声を取り上げた。医療機関への誹謗中傷は、持っていく先のない市民の不安が渦巻いていることを教えてくれる。医師も感染したくない。患者も病院で感染したくない。

安心の提供ができない施設にはだれも行きたくない。

Bさんは、自宅から歩いてすぐの門司メディカルセンターでこんなことが起こっていることに驚きを隠せない。五月末には八幡西区の特別養護老人ホーム「健美会わかば」の集団感染も起きていた。

全国で医療や介護に関わっている人たちが胸に不安を抱いて北九州市の事態を見守っていることだろう。

五月二十五日からは小学校や特別支援学校で、次々と感染が判明。小倉北区の特別支援学校と思永中学校、小倉南区の企救中学校と守恒小学校、葛原小学校の計五校で教員や児童、生徒の感染が確認された。親たちはみな不安を口にしそれが一斉に報道された。

北九州市では感染経路が追えない陽性者が、六月一日まで十日連続で計三十六人確認され、市内の全七区に及んだという。

「症状がまったくない人でも、これだけ感染しているとわかった。水面下では一定の感染者がいると考えるべきだ。検査数を増やせば陽性者も増え、不安を抱かせる側面もあるが、収束のためにはPCR検査の拡充が欠かせない」と六月三日の朝日新聞は、救急救命九州研修所の教授の声を届けた。検査を抑制して感染者数が少ない国が検査を増やせば感染者数は増えるに決まっている。この教授の声を報じた意味は大きいと思う。

北九州市門司区のなかでも、門司港側に住む、五十八歳の男性Aさんと、八十九歳で自活している男性Bさんは、あくまでこのステージでのモデルである。AさんとBさんは、感染して苦しんだり家族が亡くなったわけではなく、金銭が枯渇して路頭に迷っているわけでもない。ある意味、恵まれた人たちに入るかもしれない。

マクロからミクロに視野を落として見えたものは、それぞれの不安や憂鬱の重さだった。感染者数や死亡者数では見えないものを見たいと思った。それも「見える化」だ。見えないウイルスには検査も有効な手段だが、それだけでは足りない。パニックや差別を起こさせない配慮も必要だが、分かっていることをしっかり伝えることが「見える化」につながり、それが安心を生んでいく。

無症状の人は感染させにくいからＰＣＲ検査は無症状の人に使うのは労力とお金の無駄だという人もいる。それは本当だろうかと疑心暗鬼になる。では、見えないウイルスが水面下で広がっているというのは、どう説明できるのだろうか。

ＮＨＫが四月末に報じた番組では、自衛隊中央病院がクルーズ船内の患者について、軽症や無症状の人でも胸部のＣＴスキャン検査を行うと約半数に肺の異常が認められ、そのうち三分の一は、その後、症状が悪化したとする分析結果を公開していた。この特徴を「サイレント肺炎」と呼んで、症状の悪化に気付きにくいおそれがあると警鐘を鳴らしていた。

では自衛隊中央病院の分析は間違っていたということだろうか。こういうことは専門家会議のスペシャリストに、しっかり教えてもらいたい。

それらがどう分析されているかを知ることで、人々は考え方を変えることもできる。それも見えないウイルスの「見える化」だ。自衛隊中央病院の分析が間違っていたのなら、「サイレント肺炎」などと表現したことが不安を必要以上に煽ったことになる。間違っていないのであれば、今すぐに無症状の人にも検査が必要になるはずだ。

あるワイドショーで、北九州市の話を取り上げて出演者が「人ごとじゃないですね」と言った。そのとおり。この北九州市で起こっていることは全国で起こりうる一例にすぎない。準備が必要だ。

なお、実は、Bさん八十九歳というのは私の実父であり、Aさん五十八歳は私の中学時代からの友人であることを付記しておく。

安心を売る、安心を買うという発想

五月はじめに「七カ国の再生産数『R』の推移から見る、コロナ対策成功の鍵」という記事が、National Geographicに掲載されていた。

専門家らが注目するのが人口当たりの検査数で、アウトブレイクを抑えたとされる国々（韓国、ドイツ、ベトナム、南アフリカ、オーストラリア、ニュージーランド）はすべて、この検査率を高めることから始めたのだという。

英インペリアル・カレッジ・ロンドンＭＲＣアウトブレイク分析センターの感染症疫学者ニコラス・グラスリー氏によれば「医療従事者など、高リスクのグループを対象とした検査が、最も効果的であることが分かった」のだそうだ。さらに同センターからの報告では、「医療従事者やその他のリスクのあるグループを毎週検査することで、感染率を三分の一減らすことができたと推定している」という。


五月十四日のNewsweekは、メーガン・ルース氏による「無症状の医療従事者の三％が新型コロナに感染、爆発的な院内感染の予備軍か」という衝撃的な内容の記事を発表した。

この記事は、「何らかの症状がある医療従事者だけにＰＣＲ検査を行う今の体制のままでは推定一万五千人の感染者を見逃してしまう。全員に定期的な検査を行うべきだと、英ケンブリッジ大学が警告した」と伝えた。以下は、その要約。

イギリスでもPCR検査の実施件数は検査キットの不足のためまだ限られている。マット・ハンコック保健相は四月下旬、検査数を増やしていく計画を発表。取り組みの一環として、すべてのNHS（英国の国民保健サービス）のスタッフが検査を受けられるようにするとした。だが医療従事者の検査については、依然として「症状がみられる人」に重点が置かれており、ケンブリッジ大学の研究者たちは、無症状の感染者がウイルスを拡散するのを防ぐためには、医療施設でもっと多くの検査を行う必要があると指摘した。医療従事者が自分でも気づかないうちに新型コロナウイルスに感染している可能性は高く、NHSスタッフだけでも推定一万五千人が感染している可能性がある。調査結果を受けてケンブリッジ大学の研究者たちは、症状の有無に関係なくすべての医療従事者を対象とした検査を頻繁に行うべきだと提言。「症状がある人の隔離に加えて、症状のない医療従事者を対象に毎週検査を行うことで、ヒトからヒトへの感染を十六〜二十三%減らせる可能性がある」と報告書は指摘した。マイク・ウィークス博士は声明を出し、「症状があるかどうかに関係なく、全てのスタッフが定期的に新型コロナウイルスの検査を受けるべきだ」と主張。「病院内での感染拡大を阻止するためには、こうした取り組みがきわめて重要だ」と述べたという。（傍点筆者）

「無症状の人にまで精度の低い検査をやみくもに行うのか」という専門家の言い分にも、理にかなったものもある。しかしその裏には当事者の立場や利害もからんでくるのでいちいち面倒だ。診療報酬一つとってみてもである。

しかし、一つだけ言えることがある。

限られた地域、限られた組織、狭いコミュニティにでも、検査によって安心と安全が生まれれば、その限られたエリアでは経済が多少なりとも戻る。

まずは北九州市のような大感染が起きている地域では、検査の意味合いが変わるはずだ。同様の施設で医療スタッフや入院患者の総検査をしてみればよい。病院が安心を売るために必要なのは、「あの病院では医療関係者と入院患者が全員検査を受けて陰性だった」という情報だ。むろん偽陰性・偽陽性など越えるべきハードルはあるだろう。

過言ではあるものの、消毒液でも布マスクでもフェイスシールドでも、検査でも、プラセボでも、効果の大小はあるだろうがないよりはいい。マスクの効果をあれほど否定していた欧米がマスク争奪戦をしマスクを義務化するほどだ。病は気からという。日本が無症状患者を検査していないという不安感は日本のインバウンドを壊滅させる。

病院三団体調査によれば、コロナの感染で病棟を閉鎖せざるを得なかった病院の二〇二〇年四月の医業利益率は、東京都の病院ではマイナス二十九・四%、全体でもマイナス十六・〇%に落ちているそうだ。このままでは病院の安心が保たれず市民は治療ができなくなる。

院内感染が発生してから閉めるか、発生する前に検査して陽性が出てから閉めるかだ。

もし検査して一件も陽性が見つからなければ、ソンしたではなくトクしたと考えればよい。

安倍政権が打ち出すか。自治体が先を越すか。

早晩、賢い日本はその方向性に踏み切るだろうと期待している。

日本の疫学調査というのは大丈夫か？

北九州市は、かなり細かく感染者情報を出しているほうだ。しかし私は首をかしげる。たとえば、以下の二人の疫学調査結果に。

●九十二例目の小倉南区に住む七十歳代の女性（五月二十七日発表）

四月二十六日　発熱（三十七度台）
五月八日　発熱が続くためD医療機関を受診
五月十一日　家族の付き添いでG医療機関訪問
五月十二日　D医療機関再診
五月十五日　E医療機関受診
五月十六日　D医療機関再診
五月十八日　E医療機関再診
五月二十二日　E医療機関再診
五月二十五日　家族の付き添いでF医療機関訪問
五月二十六日　F医療機関受診、検体を採取
五月二十七日　北九州市の保健環境研究所におけるPCR検査の結果、陽性が判明した。

●百例目の小倉南区の三十歳代女性の医療スタッフ（五月二十八日発表）

五月十日　　　　療育センター勤務
五月十二日　　　発熱（三十七度台）、頭痛あり
五月十五日　　　発熱（三十七度台）。C医療機関受診
五月十八日　　　症状が続くため、C医療機関再診
五月二十三日　　友人と食事
五月二十四日　　友人と自宅で会う
五月二十五日　　D医療機関受診
五月二十六日　　症状が続くため、C医療機関再診
五月二十七日　　北九州市PCR検査センターにて検体を採取
五月二十八日　　陽性が判明

九十二例目の七十歳代の女性は、陽性が判明するまでの期間が異常に長い。いったいいつ感染したとの判断だろうか。これほどまで何度も受診した状況はどうだったのだろうか。もし一カ月間も発熱や症状があったのなら、すぐにPCR検査に回

せなかったのかといろいろな疑問を持つ。百例目の医療スタッフの女性は、発熱や頭痛が続いてなお友人とも会っている。感染者を責めるわけではないが、人と会わないほうがいいとアドバイスできなかったものか。

ちなみに、北九州市の保健福祉局保健衛生部保健衛生課に問い合わせたところ、九十二例目に書かれているD医療機関と、百例目に書かれているD医療機関は必ずしも同一ではないという。つまり同日に発表された医療機関の受診を、Aから順にナンバリングしているだけなのだそうだ。SNSでは心配になった人たちが、毎日、感染者情報を見て、リンクがつながっている、つながっていない、この病院はどこだと探している。みんな見えない感染が怖い。

そこで私は気づく。もしかしたら医療関係者は濃厚接触しても検査対象から自動的に除外されるのではないかと。そうであれば疫学調査として医療関係者への感染は分析できない。

一人の陽性者を疫学調査で保健所の職員が、まるで捜査官のように話を聞いていく。そこで、どの病院を何度、受診したかも判明する。のちの陽性者であるから、当然、診察した医師なり看護師に感染させていることも考えられる。であれば、その医療関係者は、濃厚接触者としてＰＣＲ検査の対象となっているはずだと私は解釈していた。

北九州市はいま医療施設での感染が心配されている。むろんそういう場合は、自治体なり国が検査費用プラスαを捻出してでも、きちんとやっているはずだと。

もう一度、九十二例目の人と百例目の人の経緯を見てほしい。

これだけの情報では、患者の事情、症状などは分からない。ただ、間違いなく診察した医師や看護師は、のちに新型コロナウイルスのＰＣＲ検査で陽性が判明した患者に濃厚接触しているわけである。検査対象として増えるのはたかだか数名であろう。

しかしＰＣＲ検査がもったいないから、医師や看護師、医療関係者は検査対象から除外しているかもしれない。

そこで福岡県新型コロナウイルス感染症対策本部に問い合わせると「医療関係者

が決められた感染防護策にしたがっている場合には濃厚接触者とはみなされないだろう」との回答だった。

そこで地元新聞ならすでにこれを取材しているかもしれないと思い、新型コロナに詳しいという社会部デスクに聞いてみると「そういうことはもちろんたくさん知っているが新聞社としては規定があり教えられない。ご自分で取材してください」と取り付く島もない。

厚労省の新型コロナウイルス対策本部やいろいろなところに聞いているが、要は、規定にそえば、たとえ何百人何千人の感染者と接触していても濃厚接触者にはならないとの理屈らしい。

よく考えてみれば、発熱外来などの医師は相当数診ているだろうから「それをいちいち濃厚接触者にはできない」ということになるのかもしれない。それならばそういう医師や看護師には定期的なＰＣＲ検査をきちんと提供すればいい。医師とて金さえ出るなら、少し安心が増えてウエルカムではないだろうか。

ちなみに、国立感染症研究所感染症疫学センターが出している濃厚接触者の新しい定義を参照してみると、以下のようになっていた。

＊感染可能期間とは、新型コロナウイルス感染症を疑う症状を呈した二日前から隔離開始までの期間

・患者（確定例）と同居あるいは長時間の接触（車内、航空機内等を含む）があった者
・適切な感染防護無しに患者（確定例）を診察、看護もしくは介護していた者
・患者（確定例）の気道分泌液もしくは体液等の汚染物質に直接触れた可能性が高い者
・その他：手で触れることのできる距離（目安として一メートル）で、必要な感染予防策無しで、患者（確定例）と十五分以上の接触があった者

（周辺の環境や接触の状況等個々の状況から患者の感染性を総合的に判断する）

（傍点筆者）

これによれば「適切な感染防護」があれば、「診察、看護もしくは介護していた者」は除外されるわけである。考えが甘くないか？

スペシャリストに教えてほしいこと

二〇二〇年五月二十九日、専門家会議が行った記者会見の質疑応答で、ある記者が聞いていた。「保健所のマンパワーがクラスターのほうに取られ過ぎて検査に回らなかったなど、その辺りの認識はどうか」と。

尾身茂氏は、「体制を少しずつ改善している」というのだが、心もとない。全国で一斉にウイルスの「種」が芽吹いたとき、また保健所が対応できない事態に陥ることにつながらないのか。

専門家会議の「新型コロナウイルス感染症対策の状況分析・提言」を改めて読んでみて、「市民生活における留意事項」のセンテンスにふと目がとまる。

「全ての地域において、一人ひとりが、『三密』の回避や、『身体的距離の確保』『マスクの着用』『手洗い』をはじめとした基本的な感染症対策を継続するとともに、『新しい生活様式』を日々の生活の中で継続して実践していくことが重要である。

初期の積極的疫学調査から、共通の感染源となった『場』（三密）を指摘し、歌うことや大声で話すことといった＋αの要素とともに周知に努めたことにより、クラスター（集団）感染が生じやすい環境をできるだけ回避することを市民に効果的に訴えることができた」

この「分析と提言」という専門家会議に書いてある対策を、新型コロナウイルスが大きく問題になり始めたころに掲載された新聞記事と見比べてみる。

以下は、私がいまだ新聞ごと保管している、二〇二〇年二月十四日付けの毎日新聞の記事である。（筆者が一部を割愛している）

「中国で新型コロナウイルスによる肺炎の感染拡大が続く中、四万人以上の日本人が在留登録する上海市では、当局が感染拡大の防止に向けたルールを次々に設け、市民生活への指導を強めている。これにあおられるように市民の警戒感も増している。上海市は従業員の接触や密集を減らす目的で、各企業にフロアや部門別に時差出勤を求める通告を出した。エアコンで環流する空気が感染を広げる懸念があるとして、オフィスビルでは空調設備を使わないよう要請。市内では十二日から、すべての地下鉄駅で検温が実施されるようになった。コンビニエンスストアなどの店舗も当局の要請を受け、マスク未着用での入店を禁じている。さらに市は、市外から郵送される小包については今後、利用者の手元に届く前に消毒を実施し、水際対策を強める考えを示した」

そしてまた私は頭を悩ませる。

二月十四日といえば、厚労省のクラスター対策班が結成されたころだ。専門家会議には公衆衛生学の権威らがいて、このような中国の方法を十分に研究しているはずだ。これらの対策を専門的に検証して、日本は、こういった「三密」だけを幾度もアピールしているのかと。それでこのウイルスに勝てるのだろうかと。

たとえばこの毎日新聞の記事に、「エアコンで環流する空気が感染を広げる懸念がある」というセンテンスがある。かなり重要な情報だ。

そこで上海当局は「オフィスビルでは空調設備を使わないよう要請」している。なぜなのか。

三月から四月にかけて、日本では、かなり多くの民放で「電車の空調がウイルスを環流させてしまう」と警鐘を鳴らしたのを、みなさんも覚えていることだろう。六月六日、AbemaTVでも飲食店のエアコンが話題になっていた。もし大感染期には「エアコンがウイルスを拡散したりする」のであれば、多くの人は対策を知りたがっている。

「広東省広州市のレストランで発生したクラスターについて、エアコンの気流の対流によって飛沫感染が広がり、クラスターが形成されたのではないかという研究報告が米国のＣＤＣが発行するオープンアクセスの査読付きジャーナル（ＥＩＤ）に出た」と四月二十日にライターの石田雅彦氏は紹介していた。専門家はどんなふうに情報を分析検証しているのだろうか。その論文を読ませてほしいし、概要を聞いてみたいと思う。

「長距離バス内のエアコン・空調でも、ウイルスが風に乗って飛ぶ危険性がある。中国では、長距離バスに四時間乗車した感染者から、約四・五m離れた六列前の座席に座っていた乗客に二次感染させた事例があった」と六月六日のNEWSポストセブンは伝えた。

しかし厚労省は、ウエブサイトで「エアコンなどの空調や換気扇をまわしたり、日中の温かい時間に窓を開けるのもよいでしょう」と教えている。それを多数の媒体が拡散する。

つまり厚労省は真逆のことを書いている。膨大なケースを厚労省の専門家が、分析検証した結果なのか。だがそのエビデンスは何も示されていない。「見える化」がない。これらの報告では国民の不安も取り除けない。

第3話

医療界とメディア

医療界の事情に目をこらしてみると、そこには多くの人が知るべきことがあるように思えた。その事情というものは、どのようにメディアで報じられたのか。それを書き留めておきたいと思った。

草むらに小さな穴を見つけて覗きこんでみると暗闇のなかに異様な世界が広がっていて、めまいがした。迷い込むと出口が見つからなくなる。法律家やら政治家やら科学者やらが一斉にしゃべっている。みな自分が正しいと吠えている。理解できない言葉が響き渡る。どこだ。一体ここは。

ＰＣＲ検査論争に首を突っ込んだときの気分はそんな感じである。大論争は当面、終わりそうになかった。もっと海外のように限りなく検査をすべきだという意見と、検査の行き過ぎは医療崩壊につながるという意見。前者を「検査拡大」、後者を「検査拡大に反対」と呼ぶとする。その二者の意見を観察しても当初はさほど大きな違いがないように見えたのである。

両者はＰＣＲ検査の精度については限界があることを認めていた。また医療崩壊は防ぐ必要があることも、現状ではＰＣＲ検査の体制が整っていないことも。

さらにこのCOVID-19、すなわち新型コロナウイルスというものに無症状の感染者がいることも調査をしなければどの程度の感染が広がっているかは分からないことも両者に大きな食い違いはなかった。

であればどうして大論争になっているのかを探り始めると、一つの疑いが生じた。それは表にそれほど出ていない医療界の内部事情だった。しかしもう一つ大きな別の懸念に突き当たった。それは様々なメディア、テレビや新聞、雑誌などがこれをどう報じていったかを見ていくと最後には、NHKという公共放送が越えてはいけない最後の一線を越えていた。

見えにくい複雑な医療界の問題

「コロナ専門家有志の会」なる組織は次のようにインターネット上で発信してきた。

「政府対策本部の専門家会議や厚労省クラスター対策班等の関係者で組織された専門家の有志の会です。全世代のみなさまに拡散してほしいメッセージをお知らせしています。一人でも多くの方に私たちのメッセージが伝わり『秒で理解、秒で拡散』

されるよう努めます。ともに困難を乗り越えましょう」

この「有志の会」には脇田隆字氏感染研所長ら専門家会議の全十二人を含む二十一人が参加していたと報じられている。

加藤厚労相が五月八日の記者会見で、二月に設けた一般的な受診目安について「三七・五度以上の発熱が四日以上続く」「強いだるさや息苦しさがある」などと示してきたことについて、「あくまで基準ではなく目安のつもりだった」と発言し、のちの謝罪につながったのはご存知のとおりだろう。

一方、「有志の会」は四月八日、「三七・五度以上の熱が四日以上」「高齢者や妊婦は二日以上」などの目安を紹介し、「持病がない六十四歳以下の方は、風邪の症状や三七・五度以上の発熱でも、四日間はご自宅で回復を待つように」と記していた。

「有志の会」は、実質的に政府の下部機関であり広報ではないかとインターネット世論が感じたのは、「#うちで治そう」「#4日間はうちで」というバナーをウエブサイトに掲載して拡散させていたが、それが四月二十七日に「こっそり更新された」として批判が出たときだろうか。

その「有志の会」が、今度は、「新型コロナの陰性証明はできません！」というメッセージを出すことで、「検査拡大」を唱える人を牽制してきた可能性があった。

国としてはあくまでＰＣＲ検査を進めていると表明しているため、「検査を拡大せよ」という声に反論ができない。ＰＣＲ検査体制はまだ十分ではない。そのため、専門家会議の、さらに下にある「有志の会」を使って「検査を拡大せよ」という声を抑えるために、ウエブサイトやＳＮＳでメッセージを出し続けたのではないか、という疑惑だった。

なぜなら、有志の会が書いた「ＰＣＲ検査は、『１００％』ではない」「そもそも、ＰＣＲ検査は、新型コロナの感染者を１００％正確に『陽性』と判定することはできません」というフレーズが、「検査拡大に反対」する側の様々なシーンで使われてきたからである。

そもそも、専門家会議の釜萢敏氏は、「陰性証明を求める人に対して応じない」ことを、三月十九日に報道機関に協力要請していた。その釜萢氏は同時に日本医師会の常任理事だというから、テレビではのらりくらりと曖昧な返事をするものの医療界では大きな発言力を持つ人に違いない。ここで政府と専門家会議と有志の会や医師会の独立性の問題が出てくる。

対立軸で描くと「検査拡大に反対」と言っていた側は、「陰性証明はできません!」と言っている有志の会、専門家会議、クラスター対策班、感染研、感染二学会(日本感染症学会と日本環境感染学会)、それに加えて一部の医師会など。これらを政府側とする。一方、政府側に、PCR検査を「さらに行え」と言っている「検査拡大」側は、次のうちの一部の人、例えば、テレ朝の「モーニングショー」など民放のワイドショーや、野党、ジャーナリスト、医師ということであってそれほど明確ではない。「全員検査を求める」という意味で明確なのは、五月に活動を始めた「新型コロナ・V字回復プロジェクト」などだろうか。ここに名を連ねる人たちはリベラル層ではなさそうだが結成の経緯は不明だ。渋谷健司氏の名も見える。ここで保守、リベラルの対立軸が崩れるだろう。

分かりにくいのは、現段階では「検査拡大」の声に対して、「検査拡大に反対」するという、政府側がいわば抵抗勢力になっていたことだった。

これがまた医療界では複雑なことになっていた。

一口に医療界といっても、たとえば日本医師会は開業医の個人単位で、日本病院会や日本精神科病院協会、全日本病院協会などは病院単位、日本医療法人協会は法人単位での加入になるので、それぞれに立場も違った。

大きな動きがあったのは二〇二〇年四月十五日だった。

京都大・京都府立医科大が「共同声明」という大型花火を打ち上げた。これに全国医学部長病院長会議などが次々と後に続いた。この声明というのは、「新型コロナとは別の入院患者」や「無症状であっても手術や分娩、内視鏡検査あるいは救急医療などに『保険適用』や『公費』でＰＣＲ検査を行えるように要望する」というものである。医療界ではこの「無症状」ということと「公費」や「保険適用」「保険収載」ということが、とりわけ大きな問題だったようだ。

前述のように、専門家会議が「陰性証明」をさせない方針というのは、それは一般市民に訴える場合の戦術に見える。なぜなら「陰性証明」をさせろと問題になるほどの大騒ぎはなかった。当初は「検査難民」が押し寄せる状態で、とても徹底検査はできない状況だったため、政府側が検査抑制のための布石を打ったように見えた。

　同時にそれは、「無症状」の人には「保険収載」で検査をさせない、ということだった。それはどんなに院内感染が心配な場合でさえでも、患者と濃厚接触した医師や看護師であっても、あるいは福祉施設の職員や入居者にも、無症状であれば公費でPCR検査はさせないという原則だったからだ。つまりこの京都大らに始まる「声明」というのは、この原則に反した医療界内での大きな反乱だった。

　しかし感染二学会は、京都大らとは真反対の「考え方」を出していた。この二学会の考えをまとめたのは舘田一博氏らで「限られた資源は重症者に集中的に投入すべき」と述べている。

　そのため京都大らに続く「声明」は、限りない「検査拡大」というよりも、まずは院内感染防止という観点であるが、これまでの政府の方針と逆向きの「声明」だったと思われた。

　三月中旬に東京都台東区の永寿総合病院で国内最大級の院内感染が起こってい

た。また新宿区にある慶応大では、すでに来院者の「無症状」の患者にも自腹で検査を行い、入院前のPCR検査および胸部CT検査の実施を始めていた。東大病院でも二月中旬から、外科手術を受ける患者に対し無症状でも手術直前に検査していた。

これらの「声明」の結果、五月には「医師の判断で無症状の患者にも検査ができる」ようになった。直接取材をしなければ見えないが、「声明」に行き着くまでにすでに根回しを含めて、様々なドラマがあったことは想像に難くない。

さらに四月中旬から末にかけて、日本看護協会や、日本医学連合会・日本医学会の百三十以上もの学会が、「医療スタッフに対するPCR検査の公費負担」してほしいとの要望を出している。なぜ、医療関係者の安全は優先されないのか？

PCR検査においてアンフェアで感染リスクも高いことに現場の開業医らの不満は大きかった、例えば……。

重症者優先としたために開業医が診る風邪症状の患者の検査がブロックされた。クラスター対策が優先され私たちは蚊帳の外に置かれた。結局、開業医は検査体制が整わないことの尻拭いをさせられ続けた。スタッフの感染も心配だった。スタッフが四日続く発熱で保健所に相談したときでさえPCR検査は認められなかった。医療従事者やスタッフへの感染は、一般人と同じ基準で判断された。

このような訴えが続いていた。

医療界においての「検査拡大に反対」する動きには、世間の関心である「日本の政策をどうするか」という視野からは見えにくい景色があった。

「検査拡大に反対」する人たちは、内向きには内向きに、外向きには外向きに言葉を変えて、「無症状者にはPCR検査を使わせない」、「陰性証明はありえない」、「PCR検査の精度の問題(偽陰性や偽陽性)がある」、「膨大な費用がかかる」、「検査技師が大変である」、「検査体制に限界がある」という主張を繰り返した。これらの主張は、前述のように政府側のものと判断された。

「進めてます、進めてます」と安倍首相が言い、実際に急ピッチで検査体制を進めてきたと思われる。しかし実際は、これまでのクラスター対策、疫学調査、感染研による体制に固執してきた。それゆえに、ＰＣＲ推進とＰＣＲ抑制というような表現をした場合に、政府＝抑制側、すなわち「検査拡大に反対」する側であるということの判別がつきにくかった。安倍首相は「進めている」としか言わないからだ。

後述するように「陰謀論やウソにだまされないで」「本当のことを知ってほしい」というような表現を使用して、いくつもの媒体が「検査拡大に反対」側の主張、すなわち政府の主張をそのまま報じた。「ワイドショーには騙されないで」などと民放を攻撃し、政府擁護だけをしてしまうという経緯も見られた。一方の民放は、政府の方針にすべて否定的であるということではなかったのにである。

「共同声明に物申す」という元厚生官僚の呼びかけ

「無症状の患者にも検査を、保険適用を」との声明が出された二日後に、敏感に反応して記事を書いたのは元厚生官僚で、大阪大学感染制御学の森井大一氏だった。日経メディカルという医療者向け媒体を使って「世に一石を投じる」といわんばかりの勢いの記事は、「決して医療者の中だけで議論してはいけない問題である」と意気込んでいた。

森井氏の記事には、「本音では多くの医療機関は、コロナを診たくない。コロナが混じっているかもしれない一群の患者も診たくない。結果として、発熱や呼吸器症状のある患者そのものの診療が拒否されている。まるでばい菌扱いである」といった露骨な表現も見られた。

森井氏は「原因は医療側にある」として、

「ＰＣＲ検査が足りないままここまできた。なぜか？　最大の原因は、医療者がＰＣＲ検査をしたがらなかったからだ。検査が増えないのは国の怠慢ではない。国は、早々にＰＣＲ検査の保険収載を決めた。患者負担もないように配慮されている」と、検査が増えない責任は、国ではないと強調する。さらに、

「帰国者・接触者外来でしか検査が出しにくいという難点はあるが、保健所が医療機関に対して帰国者・接触者外来を引き受けるよう要請しても、少なくない医療機関がこれを拒否したと聞いている。また、引き受けた場合でも、それを公表することを拒んでいる。公表すれば、検査を求める患者を集めることになると恐れたからだろう。自施設検査だけでなく、外注検査も十分に増えていない理由がここにある」と医療機関の問題を指摘する。

「本音では多くの医療機関は、コロナを診たくない。コロナが混じっているかもしれない一群の患者も診たくない。結果として、発熱や呼吸器症状のある患者そのものの診療が拒否されている。まるでばい菌扱いである。発熱難民、肺炎難民が報道で取り上げられるのを見られた読者諸氏もおられるだろう。確かにPCR検査はどこでもできる検査ではない。しかし、大学や（国立の）研究所に付属する医療機関であっても、自施設内での検査を行っていないところは多い。『できるけどやらない』ところが一定数あるのだ。2月中頃に文部科学省から通達があり、厚労省から直々にPCR検査を引き受けるよう要請された医療機関も多いが、それ・で・も・検・査数は国の目論見通りには増えていない。理由は同じ。コロナを診たくないのだ」

と書いている。

私は、感染研や疫学調査が検査を増やすことの障害になっていると疑っていたが、森井氏はそうではないようだ。

そして「無症候者に検査したい理由」としては次のように記述する。

「それでは、なぜ冒頭の共同声明のような、国の考え方と真っ向から対峙する考え方が出てくるのだろうか。無症候の患者は当然、有症状者に比べて検査前確率が低くなるのだが、それでも『陰性』を確認したい、それなりに検討すべき理由があるのだ。何よりもまず目の前の患者が陽性と分かれば、自分では診察せずに済む医療者がかなりたくさんいる。どこかに送ってしまえばいいのだ。目の前の患者がみんな陰性ならば、自分が患者から感染するリスクは小さくなる。これはかなり説得力のある理由である。しかしこれだけが理由なら、無症候の患者のＰＣＲ検査を保険収載する必要はない。医療者の安全はリスクに応じた個人防護具で守れるからだ。

それでも目の前の患者が陰性であることを確認したいならば、医療者は自分の負担で検査をすればいい」

　このように森井氏は、明確に、「共同声明が国の考えと真っ向から対峙する考え方」と書いているのである。とすると「国は無症状者に、ＰＣＲ検査を保険収載で使わない考え」であると読むことができるだろう。そして「無症状の患者の保険収載」というものが大きな争点となっていることも分かる。

「共同声明に書かれたその他のリスクについては、ＰＣＲ検査がなくてもどうにかなるものが多い。例えば、エアロゾルを発生する手技については、全てのケースでしかるべき防護具を付けて行えばよいし、ＰＣＲの偽陰性問題を考えればそうした方がむしろ安全である。防護具がないという意見もあろうが、陽性患者を診る時でさえも、現場は様々な工夫で対応している。国もＮ95マスクの再使用を認めているし、ガウンやフェイスシールドを医療機関内で作ったり他の物品で代用したりしているところも少なくない。いずれも平時であれば、決して望ましいこととは言えないが、理想的な状況を諦めて次善の策で対応しなければならないところまですでに日本のCOVID診療の現場は追い込まれている。重症患者の検査を圧迫することと、これらの防護具を節約することを天秤にかけた判断が必要である。また『無症候性ウイルス保有者自身が手術後に肺炎等を発症』するリスクについても言及されているが、潜伏期間が心配なら、その分だけ待てばいい」（傍点筆者）

このように森井氏は、ＰＣＲ検査の遅れは国の責任ではないと言いながら、「無症状」の患者に「保険適用ないしは公費」で検査をすることを要望した「声明」に意義を申し立てているのである。

また、この森井氏の文章で、「全てのケースでしかるべき防護具を付けて行えばよい」という考えは、実は国＝感染研の考えと同じであることに気づくだろう。第2話で書いたように、感染研が出している定義では、適切な感染防護をして感染患者を診察、看護もしくは介護していた者は濃厚接触者とは見なされないからだ。

この記事に対し、六日後に、自らの疑問を投稿した放送大学教授の田城孝雄氏の声は誠実なものに感じられた。

「クラスター対策で、濃厚接触者にＰＣＲをしますね。濃厚接触者の中には、症状が無く、自分自身で感染に気付いていない人も多くいますね。この人達へのＰＣＲも「無症候性」だから、駄目なんでしょうか。一般病棟に入院させようとしている患者に対して、患者間の院内感染を防ぐため、また医療者、自分の病院の職員に対して感染させることを防ぐために、この患者さん、別の病気やけがで入院してくるけれど、万が一新型コロナウイルスに感染していないだろうな？　と確認したいと思うことは、そんなに悪いことでしょうか。手術を予定している患者さんには、Ｂ型肝炎、Ｃ型肝炎、ＳＴＳ、ＨＩＶなどの検査をしますね。（医療保険を認めていない場合もありますが）これも、検査しては、駄目なことでしょうか」

さらに田城氏はこうも書く。

「私は、無症候者に対してのＰＣＲを推奨していません。あくまでも地域医療、プライマリケアとして、症状を訴えた人たちへの迅速診断をして欲しいということだけです。インフルエンザのような迅速抗原キットがあれば、望ましいのですが、現時点では、遺伝子検査であるＰＣＲしかないのが難題です。しかもクラスター対策の積極的疫学調査の検査手法と重なってしまった不幸?があります。当然、積極的疫学調査を邪魔する気もありません。診察した医師が、迅速診断したいときに、それを止められるのは残念だと言っています」

「ＰＣＲ操作が律速段階になり、保健所の人たちが、矢面に立って、ＰＣＲ件数を抑えているのは、悲しく、保健所の保健師さん他の職員の皆様に同情いたします。もう少しＰＣＲを増やすことは、物理的にも、人材的にも可能と信じています。それだけです。症状があって、岡江久美子さんのように、自分も死んでしまうのではないかと心配している人で、確かな症状のある人は、迅速診断して、できれば重症化予防の治療薬を重症化する前に処方をすれば、少しは亡くなる人も減るのではないかと思い、声を上げています」

田城氏はこのようにコメントした。しかし二人のやりとりはすれ違ったままに思われた。

発熱外来での診療には医療機関に支払われる診療報酬として、通常の診察料の他に一件三千円の加算がつくようになった。しかし「専任の医師に看護師、複数の事務職員を配置した上に、防護服や設備経費の支出もあり、この程度の加算では全然見合わない」と、発熱外来にとりくむ東大阪生協病院の声を「しんぶん赤旗」が掲載していた。

厚労省は、四月十八日からICU入院料を通常時の二倍にし、重症者以外の新型コロナ患者を治療した病院への報酬も上積みし、さらに五月の終わりごろには、ICUなどの診療報酬を平時の約三倍にするなども承認している。しかし「格差の問題」もありそうである。

前述の森井氏は、六月になっても、次のようなことを書き続けている。

「一般市中病院にとってPCR検査はいくらやっても儲からない。それどころか、下手にPCR検査を出すとその検体はコロナ疑いとなるため、他の項目の検査検体（たとえば血液検査でフェリチンを同時に見たいとか）もバイオセーフティーレベルの高いラボまで郵送することが求められる／検査全体の収益は直ちに赤字になる。インハウスで検査できる大学病院や国立病院等の大規模病院は、新たな設備投資を自力でするのでもない限りこのような経済的なリスクを全く負わずに、ＰＣＲの検査ができる」

そしてこうも書くのである。

「解決策は簡単である。無症状者へのＰＣＲ検査を直ちにやめればいいのだ。それができないなら、せめて診療報酬をかなり極端に引き下げる必要がある」と。

「幼子の親への『ねだり』と大して変わらない」とは？

森井氏は医療者の中だけで議論してはいけない問題であると日経メディカル編集部にかけあったようだった。ならば「検査拡大に反対」する現場の悲鳴ともいえる記事を同媒体からもう一つ紹介しておきたい。

国立病院機構仙台医療センター臨床研究部ウイルスセンター・臨床検査科の西村

秀一氏はこう書き始める。

「やみくもに数を増やすことには否定的な専門家が多いのも事実である。一方、素人のコメンテーター、怪しげな専門家は論外として、臨床の先生方からの要望は無視できない」

この導入からするとこれが医師向けに書かれたものであることはよくわかる。

西村氏は続ける。

「議論の中で『ほかの国がああなのに、どうして日本だけこうなの』といった論調があるが、それは、幼子の親への『ねだり』と大して変わらない。日本は、少なく抑えていたポリシーを持っていたのだから、それを変えさせるためには理屈で戦うべきであろう」

西村氏のいう幼児とは、素人のコメンテーター、怪しげな専門家というのを指すのだろう。あるいは、苦しみながら電話機や携帯を握りしめて保健所に相談した約十八万件もの人の訴えが、医師らから見れば患者の「おねだり」に見えたのだろうか。しかし素人のコメンテーターとて、その苦しむ人の声に押されたのではなかったか。

西村氏はその理屈を書き進める。

●現状でＰＣＲ検査をどんどん増やしていくとしたときの考慮すべき問題点

一．検査の精度　偽陰性と偽陽性

二．検査結果の意義、解釈

三．検査に必要な人員の不足

四．検査キットとくにＲＮＡ抽出キットの枯渇の可能性…第二波が来た時無防備で良いか

ここで私は、西村氏の書いたこの「一から四」と同じ理屈が「ＰＣＲ検査を拡大することに反対」する根拠として様々な場面で活用されていることに気づく。そして、当初からあった「陰性証明はできない」という国の方針を、この「一から四」のような理由によって「検査拡大に反対」するために利用したのではないかと考えた。

前述の森井氏が書いたように「無症状者に保険収載でPCR検査を行う」ことは国の考え方に反しているのだとする。そうすると、国の考えとしては、まずは「無症状の者にPCR検査を行うこと」を否定しなくてはならない。

その根拠が「検査の精度、偽陰性と偽陽性」の問題であって、それはすなわち、「新型コロナの陰性証明はできません」（有志の会）につながるのではないかと考えた。その推測は、後述するように様々なメディア露出を見れば明確になっていく。

感染二学会が、あえて京都大らの「共同声明」とは反対の考えを時期を合わせて、わざわざ出して見せたのは、感染二学会と政府の利害が一致していたのではないだろうかとも思われた。そう考えるといろいろなところで、辻褄があってくる。

問題点を専門的に提示した上で、西村氏は次のように書く。

「『四の五の言うな。だまって検査すればいいだけだ。』との声も聞こえてきそうな勢いだ。そんな気はなくとも検体を出す側（たとえば医師）は強者であり、受け取り側（検査技師）は弱者という関係は暗にあるのは事実であり、後者は前者に遠慮がちである。強者は弱者にやさしくなくてはならない。手垢が付いた言葉のようだが、One teamとして両者が尊重し合う関係がほしい」

自らを弱者に見立てた西村氏が現場の状況として「深刻」と言うのは、ＲＮＡ抽出キットの枯渇の問題である。こういう話も見える。

「たとえば当ラボでは現在ＰＣＲキットは優に二千反応分くらいの手持ちはある。だが、問題はＲＮＡ抽出キットである。ＲＮＡの抽出は、現在行われているＰＣＲ検査のほとんどで必須である。これが四百反応分くらいしかない。各地方衛研ではどの程度持っているのであろうか」

では「ＲＮＡ抽出キット」がないとどうなるのかと西村氏は懸念する。

「無制限の検査が行われた時、キットは間違いなく枯渇する。が、その状況でもしこの冬流行第二波が日本で起きた時、ＰＣＲ検査はできないことになるがそれで良いか。いま、無駄撃ちを賢く抑え、次に備えて節約するという発想はないのか。しかもＲＮＡ抽出キットは、国際的争奪戦が繰り広げられている可能性が高い」

西村氏も、この冬の流行第二波が日本で起きることを予測しているのだ。国民がそれを怖がるのは当然のことのように思えた。

その後、西村氏の手元に厚労省から通知が届いた。それは「ＰＣＲ検査試薬等を十分確保するように」という内容であるという。そこで怒った西村氏は、厚労省を大本営に、検査の現場を戦場の最前線に見立てて医師らに伝える。

「大本営は各防衛部隊に機関銃を数台と新手の見張り番を送り、そこは充足しつつある。だが機銃手はそれまでの闘いで疲労困憊。手持ちの銃弾もあと少し。補給の目途もない。かくして大本営は言う『弾は各部隊工夫して調達せよ』と。そしていま目前の闇の中には小隊程度の敵がいて、遊撃戦でこちらをかく乱しつつ本隊に合流せんと退却を始めている。だが大本営も将校連中も従軍記者もそして政治家も、みんなこぞって恐怖に駆られ、機銃手に命じて叫ぶ。『とにかく撃ちまくれ』。だが早晩弾は尽きる。闇の先では敵の本隊が静かに総攻撃の準備をしている」

医療界では、このように、なんとか自らの声を「天」に届けようと、それぞれの立場から突き上げに必死である。最も過酷な現場といわれる厚労省の担当者は、衰弱しきっているのではないかと心配になるほどであった。

「PCR検査せよと叫ぶ人」という表現のテクニックとは

こうやって内向け、医療界向けに書いた西村秀一氏が、これを外向け、すなわち一般誌に書くと、どういう手法になるのか。それを見てみよう。

五月十二日の東洋経済に発表された記事には、センセーショナルなタイトルがつけられていた。それは『PCR検査せよ』と叫ぶ人に知って欲しい問題」というものだ。このタイトルは、刺激的で効果的である。ただそれゆえの危険性もある。

なぜならば、実際には、PCR！　PCR！　と叫んで、五千人がプラカードを掲げて街を練り歩いたという事実はなく、また「陰性証明」なるものを求めた労働者はいたとの報告はあったが、抗議行動を繰り広げたり数百人の行列ができたとは聞かなかった。あったのは三月十三日までの、約十八万件もの相談だった。

この「ＰＣＲ！ＰＣＲ！　と叫んでいる人へ」「ウイルス専門の西村秀一医師が現場から発信」などというのはツイッターでも拡散されたので記憶している人も多いことだろう。かなりの数のネットニュースが拾った。もちろん、表向きは国民に向けての訴えだった。

そういうタイトルをつけて、西村氏がこの媒体で訴えたことを見てみる。

「ＰＣＲ検査の現場をよく知る立場からの問題提起である」とした上で、「感染者数をごまかしたいから、政府は検査しないという話がＳＮＳなどでは広まっている」という。

驚いた。ほとんど似たこの手法を使って何本も同様の報道が出ていたからだった。例えば、この記事の出る前に毎日新聞が掲載した記事の導入部も酷似していた。

「『政府は患者数を少なく見せようとして、ウイルス検査を増やさないのではないか』。インターネット上では『陰謀論』が渦巻いている」（毎日新聞　四月十五日）

偶然の一致だろうか。この導入部はいったい何を意味するのだろうか。それは後述することにしよう。

この西村氏へのインタビュー記事は、本文では、「無症状」の人への検査、研究者と現場の技師との関係、検査ばかりして「偽陽性」も含めて全部治療に回すことへの警鐘を行う、といったことに否定的であるから、これが「検査拡大に反対」する側（＝政府側）の主張と一致することはお分かりだろう。

さらに「テレビのコメンテーターになっている医師たちが、『（簡単ですよとは言わないまでも）私も研究で何百回となくやりましたが』とか、『人をかき集めて訓練すればできますよ』などと言っているのを聞いて、正直、腹が立ちますね」「疫学的な調査に使えという話であれば、それこそ大学の研究でやってもらえばいいくらいのもので、通常の検査の場にとってはものすごい負担になってくるうえ、偽陰性もむちゃくちゃ含んだデータの意味ってなんなのか、ということになる」などとも言っている。

この内容は、のちに紹介する四月二十八日のＮＨＫの「おはよう日本」を思い出させた。

この西村氏の訴えは、実は一般読者だけではなく、国の機関や厚労省、あるいは医師会や医師らに向けた、何かのメッセージなのではないかという疑問も抱かせた。

そして記事の終わりにこういう話がある。

「発症前の感染者がどんどんうつしているという話をする人も、そうしたデータを示していない。データがない中で誰がどういう根拠で決めているのかわからない。一般の人たちに対してドアノブに触るなとかいうけれど、ドアノブで感染している証拠なんかない。手洗いが一般論として大事なのは間違いないが、細菌とコロナウイルスとは違うのに、コロナウイルスを細菌のように語る間違った情報が拡散して変な方向で「怖れすぎ」が跋扈《ばっこ》している」

と語るのである。

テレビという漠然とした表現にしておき、そこに登場するコメンテーターたる医師たちが、「エビデンスもなくドアノブからの感染を言い脅している」と言っているのである。

しかしだ。厚労省の「事務連絡　令和二年三月三十一日」には、「手洗いを丁寧に行うことや、食器・手すり・ドアノブなど身近な物の消毒には、熱水や塩素系漂白剤で行っていただくことを徹底いただくようお願いいたします」との記述がある。また首相官邸のウエブサイトにもある。感染者がくしゃみや咳を手で押さえた後、自らの手で周りの物に触れると感染者のウイルスが付きます。未感染者がその部分に接触すると感染者のウイルスが未感染者の手に付着し、感染者に直接接触しなくても感染しますと。感染場所の例には、「電車やバスのつり革、ドアノブ、エスカレーターの手すりなど」との記述も見える。

確かに西村氏の言うようにデータは示されていない。

そうすると国民は、厚労省や首相官邸などと、西村氏のどちらを信じたらいいのだろうか。まずは西村氏は厚労省や首相官邸と議論すべきであろう。

郵 便 は が き

63 円切手を、
お貼りください

114-0014

東京都北区田端6-4-18

リーダーズノート出版
「ご意見」募集係
(「PCR検査を巡る攻防」を読んで)

お名前《フリガナ》		匿名希望の場合のニックネーム			
居住地	都道府県　市区郡				
ご職業		性別	男・女	年齢	歳
E-mail					

このハガキで投稿されたご意見などは、事前の了解なく、ウエブサイトや記事で発表することがありますのでご了承ください。お名前の公開を希望されない場合には、必ず匿名希望の場合のニックネームをご記入ください。住所の詳細やE-mailのアドレスは連絡用ですので、公開されることはありません。

本書をお読みになったご感想、あなたのご意見、情報などをご記入ください。別途、メールや封書の郵送での投稿も可能です。

（メール info@leadersnote.com）

印象は、どうやって形成されるか

メディアや企業などで働いている一部の人たちにはよく知られていることだが、「タイトル」や「本文の冒頭」に書くことは、受け手に心理的なイメージを与えるため、情報の送り手がそこに気を使うことは重要なことである。

だからインターネットでも「陰謀論」などと書いて気を引こうとする人もいる。

これはＣＭや映画をつくるときにも意識すべきこととされ、必ずしも悪いことではない。認知心理学の「特性の推論」というものによれば、人は相手のわずかな情報から瞬時に印象を形成し、最初に一度獲得した特性は、具体的な事例を忘れた後も一般化された印象として残りやすいらしい。あるいは「プライミング効果」とは、先に受けた刺激が無意識にその後の考え方や行動に影響を及ぼす心理学的な効果や現象のことを指すと説明される。連想ゲームをする前に、あらかじめ果物の話をしておくと、赤という言葉からリンゴやイチゴが連想されやすくなるという話もある。オレオレ詐欺の詐欺師たちが、新人の協力者、出し子らに最初に話すのは「老害」についてである。いかに老人が無駄な金を持ち、それが日本にとって有害かということを図表やデータや専門的な情報を並べ立ててイメージを与える。すると最初に与えられたイメージは拭えずに老害の駆逐に正義感すら覚えて、犯罪への抵抗感が減るという。

ところでメディアの場合にはどうだろうか。

たとえば、この前述の西村氏の記事のように、「『PCR検査せよ』と叫ぶ人に知って欲しい問題」とタイトルに入れるとする。そうすれば「検査拡大」を主張している人が「感情的に叫んでいる」という印象が形成される。ある人は感情的な議員を思い浮かべるかもしれない。またある人は、特定の感情的なツイートを思い出すだろう。

三月十三日に文春オンライン（以下、文春）で、「PCR検査の拡充を妨害しているという〝陰謀論〟まで飛び出しました」というふうに「陰謀論」という表現を使った。四月十五日には、毎日新聞も同じように「陰謀論」という言葉を使った。禁じ手でもあるが非常に強いインパクトを与えることができる。受け手はそこから離れられなくなる。その「陰謀論」とは逆の話に賛同的になる。「政府に対する陰謀論」という印象を植えつければ、政府に賛同することに受け手を誘導できる。むろん逆の場合、政府ではない側に対する陰謀論とすることもできる。

後に紹介する、NHKでは「本当のことを知ってください！」という入り口を作った。「『PCR検査せよ』と叫ぶ人に知って欲しい」と「PCR検査の拡充を妨害しているという〝陰謀論〟」と「本当のことを知ってください！」という三つのフレーズは、それぞれ違う表現ではあるが、意図は同じである。巧妙であるがゆえに見抜きにくいが、それゆえに怖いともいえる。これらのマスコミにおいて確認される数々の奇妙な現象は、もちろんPCR検査の是非ではなく、保守とかリベラルの対立軸で語られるものでないこともお分かりだろう。

かつてNewsweekも、日本人のマスコミ信頼度というのは、欧米に比べて著しく高いために、情報操作を疑わず世論誘導されやすいと指摘していた。

陰謀論は、どのように検証されるべきか

では実際にこのような「陰謀論」という言葉を使った当事者は、どのような認識を持っているのであろうか。これだけは直接聞くほかはない。

「陰謀論」と書いたことは適切だったかを毎日新聞に問うた。六月十二日に電話をして質問をメールで送ると六月十五日に回答をくれた。誠実な対応だった。毎日新聞社社長室広報担当者から送られているので「正式回答」である。「不適切な言葉の使い方であるとは考えておりません」と明記されていた。

ならばこの記事は閲覧不可にはならないだろう。

話はそれるが「誤報」などがあった記事というのは、例えば普通に検索しても見られなくなる。新聞の有料会員でも見られない。ニフティなどの横断検索でも見ら

れなくなるときがある。しかし古い記事の場合には「縮刷版」というのもある。「縮刷版」がないときには、図書館などではマイクロフィルムで見ることができる。つまり電子化は便利だが、インターネット上にある都合の悪くなった情報はすぐに消され何事もなかったかのように「される」ことがある。いま問題のあるツイートをスクリーンショットして保存する人がいるのも、そういうことである。

では「陰謀論」の使い方が「適切」であったか。その使われた経緯、そして使う意図までをも考えてみよう。

陰謀論という言葉の定義は難しい。ただ読む側がどう判断するかを考えたときには、それほど難しく考えないであろうから、一般的によく知られた事件や歴史の背後に別の策略があったとする、信憑性に乏しい説というものを採用してみる。すると「信憑性が乏しい」＝「根拠がない」が問題となるだろう。

前述のように、三月十三日の文春の記事では「一日五千件以上も検査をしている韓国に比べ検査数が増えないのは、『政府が感染者を少なく見せかけるために抑えているからだ』『感染研（国立感染症研究所）がデータを掌握しようとＰＣＲ検査の拡充を妨害しているという〝陰謀論〟まで飛び出しました。それに野党や野党支持者が乗っかり、安倍政権批判にも利用しているように見受けられました」と書かれていた。

ここでは、「政府」と「感染研」に対する二つの「陰謀論」があり、野党らが安倍政権批判にも利用したように見受けられたとなっている。

三月二十八日には、毎日新聞が次のような話を掲載していた。

ツイッターでは「オリンピック延期したから、検査増やしたんすかね?」「東京都はオリンピックの延期決定前まで検査数を抑えていた」という投稿が相次いだとして、同新聞の統合デジタル取材センターがＰＣＲ検査の実施件数の推移を計算し、その真偽を調べた。そして「五輪延期後に検査急増」はなかったと結論づけている。立教大学教授の砂川浩慶氏は「政府に対する信頼感がないので、こうした数字を見ると、五輪の延期が決まるまで検査態勢を小さくしていたのではないかと思ってしまう人もいる。だから、そうではないということを、データをしっかり開示して説明する必要がある」との意見も載せていた。

三月三十一日には、Buzz Feed Japan の千葉雄登氏がファクトチェックしている。

そこで、「五輪延期決定で検査を抑制する必要がなくなった」は誤り。検査人数が変動した事実はなし」という報告をしている。つまり「検査人数が変動した事実」はなかったとしている。ただ気になるのは、その後に「今は陰謀論を唱えたり、拡散する時期ではありません」と聖路加国際病院の坂本史衣氏のコメントを紹介している。他の記事でも、同じ側の人が登場する。すなわちこのファクトチェックには「検査拡大に反対」する側＝政府側主張への誘導が疑われる。

四月十七日には今度は「INFACT」のファクトチェックが発表される。

これは「チェック対象」として、「五輪延期決定で検査を抑制する必要がなくなった。これまで政権は検査をせずに感染者を少なく作っていたが、もうその必要なし。そのとたん東京で急に陽性が増えた。つまり検査をするなと言う（ママ）官邸の命令は昨日からじゃんじゃんやれに変わったのだ」（Twitter　二〇二〇年三月二十五日投稿）を取り上げてファクトチェックした。

一つ疑問に思ったのは、なぜこの話題がファクトチェックに進んだのかということとだった。というのは、このような主義主張に対するファクトチェックには、事実の検証だけでなく、国による不都合な言論を制御する「検閲」に進む可能性があるからだった。

この投稿と投稿者を実際に調べてみると確認できた。安倍政権に強い疑いを持つ研究者だった。そして「INFACT」は、このファクトチェックの結論を、【根拠不明】三月二十四日にオリパラの延期が正式に決まったが、東京都が検査体制の強化に乗り出したのは二月末。東京都においてオリパラの延期と検査数の増加との間に因果関係を認めるのは困難だ、としている。このファクトチェックの誠実な部分は、「オリパラと検査数を関連付ける言説が拡散する背景には、日本政府が検査数を抑制してきたという事実がある」と書いていることだ。

さらに次のように締めくくる。

「これについて政府の専門家会議はメディアなどで、検査数を抑制することで人々が病院に押しかける事態が避けられ、その結果、医療崩壊を回避することができたと説明している。つまり、医療崩壊を招かないために検査数を抑制してきたという説明だ。しかし、大規模な検査が行われているドイツや韓国で医療崩壊が起きているという報告はない。こうした中で、東京都で検査数が増えたタイミングがオリパラの延期と微妙に重なったことが、対象言説が拡散した素地だったと考えられる」しっかりと懸念も示してあった。このような「視点」は重要である。

前述のように四月十五日に、毎日新聞は『政府は患者数を少なく見せようとして、ウイルス検査を増やさないのではないか』。インターネット上では『陰謀論』が渦巻いている」という記事を掲載した。

ここからは、私流のファクトチェックである。

この「陰謀論」の元になった「火元」をまず探す。なぜならば「陰謀論」なのであるから、それを言っている張本人＝「火元」を調べなければ意味はないだろう。もしそれがあれば、そういうことを聞いてツイートした本人には、ツイートを拡散するだけの根拠があったことになる。つまり根拠の薄い「陰謀論」とは言えない可能性がある。根拠があるのにマスコミがあえてそのことを隠し報道し続けることは、ギミックがあったと認定されよう。

「陰謀論」を拡散している「火元」を探して消さなければ、何度ファクトチェックしても火事は消えないはずだ。

まず「火元」の第一として考えられたのは、二月二十六日の、Yahoo!ニュースの個人記事に、上智大学教授で元日本テレビの水島宏明氏が書いた記事である。NHKと民放の各番組を比較していた。そのタイトルも「『検査が遅いのは厚労省側のウラが？・』新型コロナ対策で『News23』上昌広さんの辛口解説を聞け」というものだった。

その同日のインターネットの反応には「すごい陰謀論（政府がPCR検査をしないのは感染者を多く見せたくないんじゃないかという裏）が出回っていて驚く。やはり安倍政権を嫌いな人たちが流布しているのだが、News23の責任は重大」とのツイートがあった。

つまりその陰謀論に対して「裏が出回っていて、News23の責任」は重大と言っていた。

「火元」の第二としては、その翌日に、「新型肺炎『日本は五輪のため感染者を少なく見せようとしている』ＰＣＲ検査を巡る陰謀論に与するな」と書いていた記事があった。それは在英国際ジャーナリストの木村正人氏によるもので、「中国メディアの財新が、東京五輪を開催するため、感染者を少なく見せようとしていると批判している」というものだった。

とすると「大火元」は中国メディアによる日本政府を陥れるための「陰謀」なのだろうか。

であれば、中国メディアの財新のファクトチェックが必要となる。

「火元」の第三として可能性があるのは、二月二十八日のテレ朝の「モーニングショー」に出演した元感染研の岡田晴恵氏による「これはテリトリー争い。このデータはすごく貴重で、地方衛生研究所から上がってきたデータは感染研が掌握しており、このデータは自分で持っていたいと言っている感染研のＯＢがいるという話を、ある中枢の先生から聞いた」との発言があった。岡田晴恵氏の発言は立証されていない。伝聞形の話を出すな、という批判もインターネットに出ていた。

「火元」の第四は、同日の二月二十八日、ブルームバーグの記事に掲載された、国民民主党の原口一博氏のコメントだ。ブルームバーグでは次のように記述されている。

「国民民主党の原口一博国会対策委員長は、安倍晋三政権は国内感染の拡大について『五輪を控えているので、極小化しようとしている』との見方を示す。民間でのウイルス検査が広がらず、国立感染症研究所や保健所といった公的機関が検査の拡大を阻む『関所』となっているのが現状であり、『日本だけが世界の標準から大幅に遅れているし、ずれている』と政府の対応を批判した」

（※この記事では原口氏のコメントに、ブルームバーグが取材をしたときに感じたことを加えていると推察される）

そして「火元」の第五として前述の三月十三日の文春の記事、「一日五千件以上も検査をしている韓国に比べ検査数が増えないのは、『政府が感染者を少なく見せかけるために抑えているからだ』『感染研（国立感染症研究所）がデータを掌握しようとＰＣＲ検査の拡充を妨害している』という〝陰謀論〟まで飛び出しました」というものが考えられるだろう。

文春の記事の場合は、どこからか飛び出した「陰謀論」に野党や野党支持者が乗っかり、安倍政権批判にも利用したと言っている。これならばこの記事の言いたいことはわかる。ところが毎日新聞の場合には野党のやの字も見えない。

『政府は患者数を少なく見せようとして、ウイルス検査を増やさないのではないか』。インターネット上では『陰謀論』が渦巻いている」となっている。悪者はインターネット世論ということになる。

これは考え方によっては怖いことである。野党と書けば簡単にインターネット世論上の追求にはつながらないが、インターネット世論が悪いということにされると、あらゆるちょっとした政府への疑問や疑念が「陰謀論」として取り締まられる可能性がある。

ここからは私の推論である。

毎日新聞としては、「火元」の第一「検査が遅いのは厚労省側のウラが？

『News23』上昌広さんの辛口解説」を知っていた。あるいは、「火元」の第二の中国の話、「火元」の第三の岡田氏の暴露、そして「火元」の第四の国民民主党の原口一博氏の話も知っていた。そして何より、第五の「火元」の、三月十三日の文春の記事や、自社のファクトチェックも知っていた。

しかし、元日本テレビの水島宏明氏や、News23、上昌広氏、原口一博氏などとはとても書けない。そこでインターネット世論上で、そういう都合のいいツイートを探してファクトチェックがあるので、それを根拠にした。

ではその場合の意図はなんであろうか。インターネット上にあふれる「陰謀論」に対して、とりあえず「PCR検査の進まない理由には、いろいろ理由があるんですよ」という記事を作って読者を納得させようとした意図で、そういう作為的なことをしたのだろうか。それともそういう「陰謀論」とセットになったネタを持ち込まれたのだろうか。それは分からない。

あらゆる「噂」に対して、ファクトチェックはいい。しかし言論にはいろいろなものがある。もしファクトチェックの正当性をいうならば、国民民主党の原口一博氏のコメントにファクトチェックすべきであった。そんなことを言い始めた「陰謀論者」は原口一博氏のはずである。報道するならそのことを書くべきだ。

何度か想像したことがある。もし有事になったときに、一斉に、マスコミが自国政府の都合のいいことしか発表しなくなる。独裁国家の報道のように。そのようなことはあり得るのだろうかと。

日ごろは、戦争反対と平和が大事など、様々に言っているマスコミが、有事の際には、どんなふうに変化するのだろうか。有事の際に必要なのは、強い指導力だろう。だから言論統制が始まる可能性もある。有事の際には必ず政府への批判も高まる。それを封じようとする政府の力に大きな言論機関が協力し始めると、徐々に言論統制が進み国民は独裁国家への暴走を止められなくなる。そのときインターネット世論を封じ込めるときの口実は何だろうか。

「『歴史は繰り返す、いや繰り返さない』という議論は繰り返す。ということは、この議論の歴史は繰り返されている、ということであろう」などと書いた今は亡き、作家、山本七平氏の言葉が思い出された。

ＮＨＫが越えてはならない一線を越えた

四月二十三日のテレ朝の「モーニングショー」に出演した岡田晴恵氏と玉川徹氏は、「ＮＨＫスペシャル（Ｎスペ）」を引き合いに出していた。さらに同日、その番組を検証する形で、元日テレの水島宏明氏は「コロナ報道でどのメディアが信頼できるのかという点で『ＮＨＫスペシャル』よりもテレ朝『モーニングショー』の方が信頼できるのでは？　という実態だ」といった記事も発信していた。

「モーニングショー」が具体的にここまで「Ｎスペ」に踏み込むとは驚きであるが、こういうきちんとした論議は報道の質を向上させると考えられた。

一方で、四月二十八日、ＮＨＫの「おはよう日本」は、まったく「ずるい」ことをやった。

それは「本当のことを知ってください！」とセンセーショナルなタイトルをつけたニュースを放送したのである。NHKのウエブサイトにも放送内容が掲載されている。

それは神奈川県医師会の発信する「かながわコロナ通信」に書いてあることを取り上げ、その流れで番組は構成されていた。

とりわけ「本当のことを知ってください！」というタイトルは刺激的である。もう「本当のことを知ってください！」というタイトルが何を意味するのかは理解しやすいと思う。

「本当のことを知ってください！」

そう語気を強めて訴えかける医師たちの切実な声が、今話題となっている。声の主は神奈川県医師会。ホームページ上で、新型コロナウイルス感染症について言及した「かながわコロナ通信」を発信している。そこには、医療現場で起きている実情や、一部のメディアなどで繰り返される主張に対する疑問。そして、今人々にどんな行動が求められているのかなど、最前線の現場で闘う医師たちが、〃今世の中に伝えたい〃メッセージが綴られていた。

この記事のポイント

◆メディアの報道への警鐘から始まったメッセージ

◆「今すぐにPCR検査を増やせ」の風潮に疑問

◆「正しい情報で冷静な行動を」　差別とも闘う医療現場

◆医療資材が不足　医療現場の状況を示す動画

◆〃医療崩壊〃を防ぐために

「ごまかされないで、間違った情報に」で始まった掲載

「最初に掲載されたのは4月2日。これに多くの人々が反応した。SNSなどで「全国民が知るべき」と瞬く間に拡散。情報は今も不定期にアップデートされ続けてい

る」

「専門家でもないコメンテーターが、まるでエンターテインメントのように同じような主張を繰り返しているテレビ報道があります。視聴者の不安に寄り添うコメンテーターは、聞いていても視聴者の心情に心地よく響くものです。不安や苛立ちが多い時こそ、慎重に考えてください」「正しい考えが、市民や県民に反映されないと不安だけが広まってしまいます。危機感だけあおり、感情的に的外れのお話を展開しているその時に」

「出演している医療関係者も長時間メディアに出てくる時間があれば、出来るだけ早く第一線の医療現場に戻ってきて、今現場で戦っている医療従事者と一緒に奮闘すべきだろうと思います」

「本当のことを知ってください！」と冒頭で訴える。すると神奈川県医師会の言うことが本当のことで、「テレビ報道」に出てくる「非専門家ら」＝「危機感だけあおり、感情的に的外れのお話を展開している」人たちに騙されている、という印象を視聴者は持ってしまいはしないだろうか。

番組タイトルは、「現場の医師が伝えたいメッセージ」とある。そして「出演している医療関係者も長時間メディアに出てくる時間があれば、出来るだけ早く第一線の医療現場に戻ってきて、今現場で戦っている医療従事者と一緒に奮闘すべきだろうと思います」という声を伝える。

しかし長時間メディアに出演している医療関係者も相応の仕事をしているわけである。もし医療関係者をテレビに出すなということになれば、番組はそれこそ素人のコメンテータのみになるからだ。

視聴者はそこで「無症状の患者に保険収載でＰＣＲ検査を行う」ということに医療界で争いがあることは知らない。そこに利害があることも。

「医療現場で起きている実情や、一部のメディアなどで繰り返される主張に対する疑問」という表現を挿入すれば、「ああ、この医師会が言っていることのほうが、ワイドショーより正しいんだ、一部のメディアで言っていることはウソなんだ」と思わせることができる。

ファクトチェックされるべき、この番組の問題はなんだろうか。

以下のような疑問を出す必要はないだろうか。例えば…。


「ごまかされないで、間違った情報に」の間違った情報とは何か。具体的にせよ。

「専門家でもないコメンテーターが、まるでエンターテインメントのように同じような主張を繰り返しているテレビ報道」とは何をさすのか。具体的にせよ。

「全国民が知るべき情報」とは何か。具体的にせよ。

「不安だけが広まってしまいます」という根拠は何か。具体的にせよ。

「危機感だけあおり、感情的に的外れ」という根拠は何か。具体的にせよ。

「今すぐにＰＣＲ検査を増やせ」の風潮とは何か？　具体的にせよ。


これまで見てきたように「検査拡大に反対」する側は、様々な媒体に積極的にアプローチした可能性があるが、背景や議論の対立を検証することなく、また視聴者にそれを提示することなく放送した可能性はないか？

このNHKの「おはよう日本」でも、「PCR検査の精度の問題、つまり『偽陰性』のことをどのように考えなくてはならないかということです」と伝えることにより、検査を抑制する側の主張を「本当のこと」として伝えるのだが、そこに議論があることは伝えていない。

これではフェアな報道とは言えない。せめて、その「偽陰性」のあるPCR検査によって、疫学調査で、当該指定感染症の法的な隔離措置を行っていることの課題も伝える必要があったのではないだろうか。

私の見解によればこうなる。

●公平性に欠ける。
●検証不能な抽象的な表現が多い。
●一つの主張を事実として報道する偏向報道である。
●放送内容を正しいとし、恣意的に論争のある他方の側を間違いという印象を持たせる、印象操作の疑いがある。

- 議論がある内容が含まれていることが分かりやすくされていない。
- 公共放送により、民放への悪質な攻撃が行われている。
- 事実ではない表現が含まれている。
- 一連の報道を検証し経緯を明らかにする必要性がある。
- 政府政策に対する発言の機会を奪い、議論を萎縮させる可能性がある。
- 大きな力を持つ公共放送が、このような形で民放を攻撃するのは問題である。

このNHKの番組は、もはやジャーナリズムのかけらもなかった。それが私の見解である。神奈川県医師会の口を借りた民放攻撃であり、政府政策を検証しようとする側への言論封殺と言われても仕方がないだろう。

これはしっかりと記録され論文によって分析されるべき、いわばメガトン級の放送事故で、PCR検査をどうするかとは別の問題だった。ここを他のメディアも素通りしてはいけないはずだった。ＮＨＫだけは絶対にこの一線を越えてはいけなかった。

ＮＨＫが三月一日から試験的に始めたインターネット同時配信サービスの伸びが大きく、民放も危機感を強めているという。また有識者会議は公共放送としての役割を厳しく問い直すとも報じられた。その一方でインターネット上での誹謗中傷、差別が問題になり対処が必要になっている。目を光らせなければならないのは、それを理由にした言論統制だ。

これまで見てきた民間の報道は、相撲で言えば物言い程度かもしれない。しかしＮＨＫは反則負けである。サッカーで言えばレッドカードだろう。これは言論の閉ざされた近くの国、北朝鮮の、あるいはそのお隣の国、言論に規制のある中国などの国営メディアにＮＨＫが近づいていく、いわば序曲なのかもしれない。

気まぐれな好奇心で草むらに小さな穴を見つけて覗きこんでみた異様な世界には、これ以上深入りすると本当に出口が見つからなくなりそうだった。

そっと穴に土と草をかぶせて、このＰＣＲ検査の話は終わりにすることにしよう。

メディアは見えない疫病を可視化してくれる

自粛生活の間に感染症の本をたくさん買い漁り、にわか疫学専門家になった人もいたかもしれない。その人が、National Geographic の「パンデミック・マップ」を読んだとしよう。エボラやコレラやいろいろな感染症を読んでも、おそらく気になるのはスペイン風邪だろう。そしてそこには、こんなに怖いことが書かれている。

「スペイン風邪の流行が始まった当初は、罹患率は高かったものの死亡率は低く、しかし秋になると様相が変わる。流行の第二波が押し寄せた時には罹患者は数億人にもなり、数百万人が命を落としたのだ。年末にかけていったん下火になったが、年が明けると再燃し、春になっても収束のめどは立たなかった」

六月になって読売新聞の世論調査は、「感染第二波の不安を感じる人が九十一％」、そのうち「大いに感じる人は五十二％」だったことを伝えた。「コロナ院内感染　全国二千百五人、死亡二百五人」と一面で報じた毎日新聞の調査報道によって、国民は院内感染者数が二千人を超えていること、死亡者は二百五人でいずれも患者であることを知ることができた。メディアは国民の「目」や「耳」として、この見えない疫病を可視化してくれている。

別の記事に目が止まった。

米国のトランプ大統領は「戦時大統領」と名乗り、中国の習近平国家主席はこの闘いを「人民戦争」と称し、フランスのマクロン大統領も「我々は戦争状態にある」と述べた。その「戦争」の例えは適切かと疑問を呈したのは、朝日新聞の「社説」だった。

そして「ひとびとの生命と暮らしを守る確かな行動を促すため、冷静に考え抜かれた言葉こそ、政治家に求められる」と締めくくっていた。何も間違ったことは書いていないのだが少し笑ってしまった。

なぜならこの「社説」なるものを、世論の空気がなかなか読めない安倍首相にもし読ませたら、すっかり自信をつけてしまい、納得する姿を思い浮かべたからだった。

安倍首相は、けっして脅しはしない。他国と違って日本は人権を守っていると言う。日本の感染症への対応は世界において卓越した模範でグテーレス国連事務総長もそう評価してくれた。人口当たりの感染者数や死亡者数を、主要先進国の中でも圧倒的に少なく抑え込むことができ、世界の期待と注目を集めている、とスピーチしていた。

一方で、政治家として惹きつけられたのはニューヨーク州のクオモ知事だった。どこまで本心かは知るよしもないのだが、心に染み入った。

今年の三月末、トランプ大統領が「これは国の危機、戦争だ、我々みんなが一体となって乗り切らなくてはならないロックダウンだ」と言ったときには、クオモ知事は「それは連邦政府による州への宣戦布告なのか」とまで言って徹底反論した。

しかし五月になって、コロンビア大学が、アメリカのロックダウンがあと二週間早ければ五万四千人の命が助かっていたとの研究結果を発表したとき、トランプ大統領はこれを一蹴したが、クオモ知事はまったく違った。「この国がもし情報をより多く、より早く得ていたら、もっとたくさんの人を救えたかもしれない」と語ったという。

本当のところ自粛がいいのか、ロックダウンがいいのか、何もしないほうがいいのかなど、まだ世界のだれにもよく分からないのだということが分かってきた。

クオモ知事は一日の死者数が二百人に減ったと発表されたときに喜ばなかった。「いやそうではない。二百人亡くなったということは、二百の家族が身内を失ったということだ」と言った。毎朝のラジオで死者を悔やみ、人々を勇気づける。その言葉を、毎日、心待ちに待っている人がいるという。

数万人の死者を出してなお彼の人気が高まるのは、単に言葉の選択だけではなく、言葉の奥に持っている何かなのだろう。

エピローグ

2つの新刊と最新報道から思うこと

割と多くの人は相手がどのカテゴリーに属する人なのかを先に知りたがり、相手への評価を導くための主要な判断材料にしているのかもしれない。この人は、ハーバード大学の特別研究員であるとか、権威のある脳外科医である、感染症の専門医であるなどだ。

しかし専門性に対して批判的な介入ができないと考えることは危険で、盲点をつくる場合がある。ということを教えてくれたのは私の大学時代の恩師だった。

そんなことを考えながら、この原稿を書いている最中に、英治出版から、クロード・スティール著の「ステレオタイプの科学」が出版されて一気に読んだ。

心理学者によるアイデンティティ付随条件をテーマにして書いたものだと著者はいう。その付随条件とは、特定の社会的アイデンティティを持つがゆえに（年寄りだから、若いから、同性愛者だから、白人だから、男性だから、女性だから、黒人だから、ヒスパニック系だから、政治的保守派あるいはリベラルだから、双極性障害と診断されたから、癌患者だから、など）、対処しなければならない物事をいう。

その付随条件にまで視野を広げて考えることは、なかなか日本の実社会では難しいのだろうと思いながら読み進めるものの、ステレオタイプ＝認知、偏見＝感情、差別＝行動という構図で説明されると分かりやすくなる。たとえば、ステレオタイプ＝「女性はリーダーシップ力に欠ける」というイメージがあると、偏見＝「女性のリーダーや上司に不満を感じやすくなる」、差別＝「だから登用しない」といったようになるらしい。

たとえば日本では、東京医科大学にはじまり九大学にも及んだ不正入試問題を思い出すだろう。男性受験者に加点して、あるいは女性受験者が一律減点されて、女性受験者が不利になる点数操作が行われていた。これを大学側は「結婚や出産で長時間勤務ができないこと」を理由にあげたケースもあったようだが、ここにアンコンシャス・バイアス、すなわち無意識の偏見がなかったかという問いかけは、しごく当然なものだ。これは大学を批判する以前の問題として、私たちに、いや私自身に内在する課題だと自覚すべきだからである。そう考えていけば、まずは、ステレオタイプを考える必然性があり、そして「結婚や出産で長時間勤務ができないこと」を掘り下げれば、付随条件の課題に行き当たるのだろう。

ちなみに著者のクロード・スティール氏は、アフリカ系アメリカ人であり「ステレオタイプ脅威」と「自己肯定化理論」の研究で知られ、カリフォルニア大学バークレー校の副学長、コロンビア大学の副学長を経て、現在は、スタンフォード大学で心理学教授を務めているという。

そしてほぼ同時期に、角川書店から、非論理的な社会を批判的思考（クリティカルシンキング）で生き抜くために、とのキャッチフレーズのついた、デヴィッド・ロバート・グライムス著の「まどわされない思考」が発行された。この本には、「嘘や陰謀論にだまされない『考え方』がわかる22章」とあり、「誰にも人の考えを変えることなどできない。できるのは、自分の考えを変えることだけだ」とある。

クリティカルシンキングは、メディア情報の信ぴょう性を読み解く際にも、政府報道をどう信じるかを考える上でも、インターネット情報が実社会に影響を及ぼすことを懸念する場合にも、必要なスキルに違いない。

ちなみに、著者のデヴィッド・ロバート・グライムス氏は、ＢＢＣ（英国放送協会・ＲＴＥ（アイルランド放送協会）で科学・政治・メディアに関するコメンテーターとして活躍中であり、オクスフォード大学およびクイーンズ大学（ベルファスト）所属の物理学者、ガン研究者、科学ジャーナリストである。

そもそも、私の好きなジャーナリストと呼ばれる人たちは、へそ曲がりで、政府や企業の言うことはもとより、誰の言うことに対しても極めて疑い深い人が多い。そう考えると、このクリティカルシンキングを学んで、真っ先に役立てることができるのは、メディアやマスコミに所属する人たちではないだろうか。

この本の第15章「バランスのひずみ」には、メディアのことも書かれていた。報道機関が犯す典型的な過ちとして「偽りのバランス」が知られているという。対立する見解を、それぞれの見解を裏付ける証拠に大きな違いがあるにもかかわらず、同等に扱おうとするときに生じる現象だと書く。

ここで私は、日本はまだ「同等に扱いすぎる『偽りのバランス』」には到達しておらず、「メディアが世論に対して訴えたいことを任意に取り上げる『偽りのバランス』の段階」なのではないかと感じた。

デヴィッド・ロバート・グライムス氏は、こう続ける。

「この現象がよく見られるのが、議論が白熱している問題や討論に関する報道だ。主要報道機関は偏見やえこひいきを避けることを誇りにしている。これはすばらしいことだ。健全な社会には健全な議論が欠かせないのだから。私たちの誰もが特定の情報源に偏る性質をもっているのだが、豊富な情報にもとづいて議論を行えば、偏った意見が広まるリスクを冒さずに済む。良心的な編集者、ニュースキャスター、著作家にとっては、客観性こそ目指すべき理想だ」

この皮膚感覚があるのとないのでは、大きく報道内容も変わってくるだろう。日本の放送や新聞にも議論というものはあるが、感じるのは欧米の様式とはかなり違うという点だ。

日本のニュースにおいては、皮肉っぽく書くならば、「偏見やえこひいきをすることを当たり前だと思っている」ケースさえ見受けられる。その根底には、例えば、新聞がいわば良識であり、確かな取材にもとづいて発信しているという自負があるからではないかと感じることもある。テレビや新聞、週刊誌などの記者が、裏を取りながら懸命に取材をしていることは事実であるとしてもなお、少なくとも白熱している今回のPCR論争で、対立する両者の意見がフェアに議論され報じられたイメージはなかった。ではメディアはどうあるべきなのか。今のままがいいのか。そこもまた、議論があっていいのではないか。

「豊富な情報にもとづいて議論を行えば、偏った意見が広まるリスクを冒さずに済む。良心的な編集者、ニュースキャスター、著作家にとっては、客観性こそ目指すべき理想だ」というデヴィッド・ロバート・グライムス氏の言葉は、ごく当たり前の話だと思う一方で、なぜか、まだ私たちが手に入れていない、とても新しい宝のようなものに感じてしまうのだった。

追記

二〇二〇年七月一日、毎日新聞社から一通のメールが届いた。

これは、本書の本文八六ページに掲載の同社への問い合わせに関して、本書の「第3話」のPDFファイルを送ったことに対する返事だった。

メールには、次のようにある。

メールを受信いたしました。以下ご返答いたします。

いただいた書籍の一部（ＰＤＦファイル）に到底首肯できない、木村様の「推論」が記載されていることを確認しました。

質問をお受けしていない事項に関する記載なども含まれており大変遺憾です。

今後社内で対応を協議させていただきます。

社長室広報担当

このメールでは、到底首肯できない推論なるものが、どこのことかは判然としない。しかし明確に「推論」であると書いた部分（九五から九六ページ）があるので、そこを見てみた。

【しかし、元日本テレビの水島宏明氏や、News23、上昌広氏、原口一博氏などとはとても書けない。そこでインターネット世論上で、そういう都合のいいツイートを探してファクトチェックがあるので、それを根拠にした。ではその場合の意図はなんであろうか。インターネット上にあふれる「陰謀論」に対して、とりあえず「ＰＣＲ検査の進まない理由には、いろいろ理由があるんですよ」という記事を作って読者を納得させようした意図で、そういう作為的なことをしたのだろうか。それともそういう「陰謀論」とセットになったネタを持ち込まれたのだろうか。それは分からない】

これらすべて、私の「推論」であるので、毎日新聞社がこういったメールを送ってきた以上、メール内容を同じ本書に掲載しておく必要があるだろう。

毎日新聞は、到底首肯できない推論とまで書いているのだから、例えば、『陰謀論』とセットになったネタを持ち込まれたのだろうか」という部分などは特に、「推論と書きながらも、あたかも事実があったように思わせる記述ではないか」という指摘もあるだろうから、「では、こういうことはなかったと思われる」と私もここに明記しておく。ただし私のこれら推論はまったく根拠のないものではない。いいがかりでもない。あちこちの媒体で同じような記事が出ているときに積極的に片方の意見の持ち主や団体が、自らの主張を報道機関にリリースしたり、持ち込むことは往々にしてあることだからだ。毎日新聞がそうだとは決して言えないが、一連の指摘はきわめて重要だと思っている。そこまでのプロセスを書いた上での「推論」

であって、根も葉もないことを想像で書いたわけではない。

「質問をお受けしていない事項に関する記載」についても、どこかは判然としない。しかしなぜ明確にしないのだろうか。疑問は残る。毎日新聞としては、この本の内容について、現段階では「議論」をするつもりはないのかもしれない。私の原稿に対してファクトチェックを行い、問題箇所に焦点を当てているだけなのかもしれない。

しかし、え？　そこ？　である。

言論機関がこういった記述に対して、「到底首肯できない」「社内で対応を協議させて」と書く。これでは議論を深めるのではなく言論封殺である。「安倍政権がオリンピックのために」といったネット世論の疑問をファクトチェックする方法と同じような気がするのである。

本文にはあえて書いていなかったが、私は、当初、毎日新聞社に、次のようなメールを送っている。

お世話になっております。貴社の二〇二〇年四月十五日付けの報道、感染症と闘う‥新型コロナ／2　検査数、なぜ増えない　東京朝刊　15頁　家庭面　における一部の「表現」に関してご質問を差し上げますので宜しくお願いいたします。

●質問　当該記事の導入部に、「政府は患者数を少なく見せようとして、ウイルス検査を増やさないのではないか」というインターネット上では「陰謀論」が渦巻いている」との表現が見られます。このセンテンスにおける「陰謀論」との表現は、極めて不適切だと思いますが毎日新聞社様としてのご見解をお願いいたします。

（補足）四月十五日にはすでに「政府が患者数を少なく見せている」「検査数を抑制している」という国内外の記事、政治家や専門家のコメントが既に出ております。またPCR検査に関しましては、「推進」と「抑制」と世論を二分している案件でもあります。陰謀論の意味を「一般的によく知られた事件や歴史の背後に別の策略があったとする、信憑性に乏しい説」などと解釈した場合に、別の策略あるいは信憑性の乏しさを示さずに過剰な表現を使用することは不適切と考えられます。

また政府への疑問、あるいは批判的な世論を「陰謀論」とまで断定することは、政府に対する世論を疑問を（ママ）封じ込めたり萎縮させることになり、政策に対するチェック機能を低下させることにつながると考えられます。

このように「補足」まで書いて質問をしたにも関わらず、毎日新聞社からの返答は、「不適切な言葉の使い方であるとは考えていません」のみであった。

一般的には、「事実でない箇所が含まれている」とした場合には、名誉毀損罪で訴えたり、本の出版停止や絶版に追い込むこともできる。

また報道機関には「取材源の秘匿」という天下の宝刀がある。取材過程にもあたる部分も、むやみにオープンにすることは報道機関の信用にもかかわる。そのため法廷に持ち込まれたケースでは、記者が取材源を明らかにしない場合に刑事訴訟法第一六一条の「宣誓証言拒否罪」に該当するのかどうかといった議論はこれまでもあった。しかし私は「取材過程を明らかにしろ」と責めているわけではない。数々の報道例をあげて、「陰謀論」という表現の持つ意味を問うている。

ある本の発売に対して数百万部の部数を誇る全国新聞が、「事実無根の内容が含まれており抗議しています」などとの報道を行った場合には、一冊の本など握りつぶすことは容易にできるだろう。スラップ（恫喝訴訟）も同じである。そういう印象を与えるだけで、相手に相当なダメージを与えることができるからだ。私は出版屋としては不本意ではあるけれども、本書「第2話」以降の本文すべてを一定期間、だれでも無料で読めるようにしようと考えている。

二〇二〇年六月二十五日に、自民党の政務調査会の「インターネット上の誹謗中傷・人権侵害等の対策プロジェクトチーム」（ＰＩ）の座長を務める三原じゅん子氏が、「被害者救済という点で私がもっともこだわったのはプロバイダーによる迅速な削除の促進だ。被害者が本当に望んでいることは訴訟に勝つことではない。誹謗中傷を消したい、忘れられたいという権利の問題だ」と発言したことが、毎日新聞でも報じられた。この発言は印象に残った。

三原じゅん子氏の注目すべきコメントは、他にもあった。

「とりわけ政権や政治家への批判は、我々政治家が受け止めるべき良いものだし、無くなってはならないものだ。それが良いネットの使い方だ。そこは一番、気をつけなければならないし、皆さんにお約束したい」（了）

※本書に掲載されている本文の初出は、次のとおりです。
それぞれインターネット上で発表したものを一部修正して掲載しています。
・第1話／「まるで子供のように、私は、ＰＣＲ検査をおねだりする（第1話）」二〇二〇年六月五日
・第2話／「まるで子供のように、私は、ＰＣＲ検査をおねだりする（第2話）」二〇二〇年六月七日
・第3話／「まるで子供のように、私は、ＰＣＲ検査をおねだりする（最終話）」二〇二〇年六月十九日
「はじめに」と「エピローグ」は、本書刊行に合わせて追加したものです。

参考資料

2020年3月31日　厚生労働省「事務連絡」

事　務　連　絡
令和２年３月31日

都道府県
各　指定都市　民生主管部（局）　御中
中 核 市

厚生労働省子ども家庭局総務課少子化総合対策室
厚生労働省子ども家庭局保育課
厚生労働省子ども家庭局家庭福祉課
厚生労働省子ども家庭局子育て支援課
厚生労働省子ども家庭局母子保健課
厚生労働省社会・援護局保護課
厚生労働省社会・援護局福祉基盤課
厚生労働省社会・援護局障害保健福祉部企画課
厚生労働省社会・援護局障害保健福祉部障害福祉課
厚生労働省老健局総務課認知症施策推進室
厚生労働省老健局高齢者支援課
厚生労働省老健局振興課
厚生労働省老健局老人保健課

社会福祉施設等に対する「新型コロナウイルス対策　身のまわりを清潔にしましょう。」の周知について

社会福祉施設等における新型コロナウイルス感染症への対応については、「社会福祉施設等における感染拡大防止のための留意点について」（令和２年３月６日付厚生労働省健康局結核感染症課ほか事務連絡）等においてお示ししてきたところです。

新型コロナウイルスに対する感染防止策については、マスク着用を含む咳エチケットや手洗い、アルコール消毒等により感染経路を断つことが重要であり、身のまわりを清潔にすることが大事です。

このため、社会福祉施設等において、アルコール消毒液の入手が難しい場合には、別紙「新型コロナウイルス対策　身のまわりを清潔にしましょう。」を踏まえ、手洗いを丁寧に行うことや、食器・手すり・ドアノブなど身近な物の消毒には、熱水や塩素系漂白剤で行っていただくことを徹底いただくようお願いいたします。

都道府県におかれましては、別紙内容についてご了知いただき、管内の社会福祉施設等に対して周知をお願いするとともに、管内市町村（特別区を含む。）に対する周知をお願いいたします。

（参考）
○「新型コロナウイルス対策　身のまわりを清潔にしましょう。」（厚生労働省啓発資料）
https://www.mhlw.go.jp/stf/seisakunitsuite/bunya/0000121431_00094.html#mask

出典：厚生労働省／新型コロナウイルス感染症対策推進本部 医政局経済課「事務連絡」「社会福祉施設等に対する（新型コロナウイルス対策 身のまわりを清潔にしましょう。）の周知について」令和２年３月31日

2020年4月24日　厚生労働省「事務連絡」

事　務　連　絡
令和２年４月24日

各 都道府県／保健所設置市／特別区 衛生主管部（局）　御中

厚生労働省新型コロナウイルス感染症対策推進本部
医政局経済課

新型コロナウイルス感染症に係るPCR検査試薬等の
十分な確保について（依頼）

今般の新型コロナウイルス感染症については、世界的な流行の拡大により、PCR検査の需要が大幅に増加しているところです。

厚生労働省では、我が国における PCR 検査が適切に実施できるよう、別紙のPCR検査試薬等を販売している販売業者等に対して、十分な量を供給できるよう製造の拡大や輸入量の拡大とその安定的な供給を依頼しているところです。一方で、現在の世界的な感染拡大の状況を踏まえると、特定の製品の継続的な安定供給が難しくなる可能性もあります。

各都道府県等におかれましては、こうした状況を踏まえ、必要な PCR 検査が適切に実施できるよう、貴管内の検査施設等に対して、これらの販売業者等の一覧について情報提供し、適切な購入を要請するとともに、バリデーションを適切に行うこと等により、複数の製品を用いて検査が可能な体制を構築する等のPCR検査体制の整備を図るようお願いいたします。

（連絡先）
厚生労働省医政局経済課医療機器政策室材料価格係
電　話：03-3595-3409
メール：kikihoken@mhlw.go.jp

以上

出典：厚生労働省／新型コロナウイルス感染症対策推進本部 医政局経済課「事務連絡」「新型コロナウイルス感染症に係るPCR検査試薬等の十分な確保について（依頼）」令和２年４月24日

新型コロナウイルス感染症に対する臨床対応の考え方

―医療現場の混乱を回避し、重症例を救命するために―

新型コロナウイルス感染症の爆発的増加と蔓延が世界中で進行する中で、日本おいては4月1日現在、何とか持ちこたえているという状況が続いています。行政・専門家委員会によるリーダーシップに加え、医療現場の先生方のご尽力、一般市民の方々の行動変容によるご協力の成果と理解しています。しかし一方で、ここ1−2週間で複数の地域での感染爆発のリスク上昇が報じられる状況になってきました。日本感染症学会、日本環境感染学会としては、重症者の命を守ることを第一に、医療機関の混乱を減らすための軽症者の自宅待機の促進、感染者への差別が起きないよう、また医療従事者の心のケアに配慮した対応を進めていきたいと考えています。国内における新型コロナウイルス感染症者が2,000人を超えようとする状況となり、感染症病棟のベッドの占拠率が高まっていく中で、感染症診療の在り方を柔軟かつ適正に変えていくことが必要になります。

以下の方針はこれからの診療体制の変化の方向性を示しています。すでに実行されている項目に加え、今後対応が求められる項目も記載させていただきました。行政に対して医療現場の声をしっかりと届けていけるように、何よりも感染患者の命を守る医療が継続できるように、引き続きご理解とご協力を宜しくお願いいたします。

1. 新型コロナウイルス感染症に対する検査

- PCR法等による遺伝子検出法（鼻咽頭ぬぐい液、あるいは喀痰）に加えイムノクロマト法による抗体検出法（血液、血清）の利用が検討されている。
- イムノクロマト法による抗体検査は発症から2週間以上経過し、上気道でのウイルス量が低下しPCR法による検査の感度が不十分であることが想定される症例に対する補助的な検査として用いることが望ましい。
- 地域の流行状況によるが、PCR検査の原則適応は、「入院治療の必要な肺炎患者で、ウイルス性肺炎を強く疑う症例」とする。軽症例には基本的にPCR検査を推奨しない。時間の経過とともに重症化傾向がみられた場合にはPCR法の実施も考慮する。
- 指定医療機関だけでなく、全ての医療機関において医師の判断において検査が行える体制を整える。
- 抗体測定法を用いて、地域の感染率（既感染）に関するサーベイランスを実施する。

2. 軽症例を受け入れる施設の認定および自宅安静の判断

- 感染症指定医療機関のベッドが重症例で満床になるような場合には、軽症例を受け入れる指定医療機関以外の施設を用意する必要がある。特に、新型インフルエンザ等特別措置法に規定されている、指定公共機関や指定地方公共機関に該当する医療機関は、事前に作成したBCPに基づき、診療体制の変更を行い、地域全体での診療体制を調整する必要がある。それでもベッドが不足する事態が想定される場合には自宅安静の選択肢も考慮する。
- 全身状態が良好で、胸部画像、血液検査からも軽症と考えられる臨床診断例（イムノクロマト法陽性例）で、基礎疾患の有無などからも入院は必要ないと判断される症例は自宅安静で対応することも考える。
- ただし、高齢、基礎疾患の存在、独居などの要因から重症化が予測される場合には入院とする。

1

2020年4月2日　感染2学会「考え方」②

・自宅安静となった患者に対して、1 日 1 回電話連絡による健康状態の確認ができるような体制を確立する(体温測定、食欲、だるさなどを 2 週間)。症状の悪化がみられた場合には、医療機関と連絡を取りながら、飛沫・接触感染防止策を徹底した上で公共交通機関を使わない方法での受診をお願いする。
・自宅安静となった場合、家族内での感染が広がらないよう、こまめな換気に加え飛沫・接触感染対策の徹底を指導する。家族に感染症状がみられた場合には速やかに医療機関に連絡するように説明する。
・外来(開業医などの)オンライン診療と処方、保険診療の認可について検討する。

3. 重症例を見逃さない、救命のための対応

・肺炎画像の広がりの程度、低酸素血症の存在、血液検査異常(リンパ球減少、血小板減少、CRP 高値など)などを指標に重症化を察知し対応する。
・長引く倦怠感、食欲不振、高熱の持続なども参考に重症例を見逃さないように対応する。
・低酸素血症が強く、酸素化が維持できないような症例に対しては人工呼吸器装着、膜型人工肺(ECMO)などの適応も考慮する。ECMO は限られた施設で行われる対処法であり、その導入に関しては日本感染症学会ホームページの情報を参考に専門機関と相談する。

4. 治療法の選択

・現時点での特異的な治療薬はないことから対症療法が中心となる。
・アビガン、クロロキン、オルベスコ、カレトラなどの薬剤の有効性が報告されているが、確立した治療法ではない。現在、日本感染症学会も関与して臨床試験が進行中である(アビガン、オルベスコについては学会ホームページ参照、問合先:covid-19@fujita-hu.ac.jp)。これら薬剤は適応外となるが、その早期使用の必要性も含めて議論されている。
・日本感染症学会ホームページで公開されている症例報告の治療経験を参考にする。
・挿管期間が長くなる場合には2次性の細菌性肺炎の合併率が上昇することにも留意する。

5. 退院基準と退院後のフォローアップ

・全身状態および呼吸器症状が改善し、血液検査および画像所見の改善をもって退院を考慮する。
・症状の軽快後も PCR 検査の陽性が持続する症例を考慮し、症状の改善を指標とする退院基準を考える必要がある。
・退院後も 2 週間は電話連絡などによる健康チェックを行う。この間はできるだけ外出を控えるように指導する。

6. 海外からの帰国者への対応

・海外からの帰国者に関連した症例の急激な増加が認められている。
・海外からの帰国者は、無症状であっても基本的に 2 週間は自宅待機とする。発熱、呼吸器症状などがみられた場合には帰国者・接触者相談センターに連絡する。
・帰国時に症状がある場合には帰国者・接触者外来への受診へ誘導する。その後の対応は上記に従う。

2

7 感染者および医療従事者に対する精神的ケアの必要性

・感染者が退院したのち、あるいは2週間の観察期間の中で、地域の中で差別が生じていないかどうか、電話連絡などで確認する体制が必要となる。

・医療従事者は、診療・感染対策にあたって細心の注意を払っていることもあり、強い精神的ストレスを受けていることが多い。新型コロナウイルス感染症の診療・感染対策に従事している者に対しては、精神科医・産業医などによる定期的なこころのケアを受けられるシステムを構築しておく必要がある。

2020年4月2日

一般社団法人日本感染症学会
理事長　舘田 一博
一般社団法人日本環境感染学会
理事長　吉田 正樹

出典：一般社団法人日本感染症学会 一般社団法人日本環境感染学会／『新型コロナウイルス感染症に対する臨床対応の考え方 ―医療現場の混乱を回避し、重症例を救命するために―』2020年4月2日

2020年４月15日　京都府立医科大、京都大「共同声明」①

京都大学医学部附属病院
FOUNDED IN 1899

新型コロナウイルス感染症（COVID-19）の PCR検査に関する共同声明

2020年４月15日

概 要

京都府立医科大学附属病院ならびに京都大学医学部附属病院は、患者及び医療者双方にとって安全な診療環境を保持するために、関係者の皆様に、以下の事項を要望します。

1　**院内感染を防ぐ水際対策として、無症候の患者に対する新型コロナウイルスのPCR検査を保険適用（ないし公費で施行可能）にしていただきたい**

COVID-19に関しては無症状であっても、手術や分娩、内視鏡検査あるいは救急医療などの診療実施前に、院内感染を予防するための水際対策として保険医療等の公費でPCR検査を行えるようにすることを強く要望いたします。

2　**PCR検査に必要な個人防護具と試薬を確保していただきたい**

3　**賛同する他の医療団体も声明を出していただきたい**

背 景

われわれは、新型コロナウイルス感染症（COVID-19）が拡大する現状に対し、無症候のCOVID-19ウイルス保有者に対する手術や分娩その他の診療に伴い、患者ならびに医療者への感染拡大が起こり、感染症治療および通常医療が未曽有の崩壊に陥ることを強く懸念しています。

無症候性のCOVID-19ウイルス保有者が医療行為を受けた場合、次のようなリスクがあります。

・無症候性ウイルス保有者に対して気管内挿管やエアロゾルが発生するような医療行為が行われることで、医療従事者や周囲の患者が感染する可能性
・無症候性ウイルス保有者が通常分娩することによって、生まれてきた新生児が感染する可能性
・無症候性ウイルス保有者が自覚無く入院することで、他の免疫不全患者や高齢者に感染が広がる可能性
・無症候性ウイルス保有者自身が手術後に肺炎等を発症し、生命予後が悪化する可能性

もし医療行為に基づき院内感染が発生した場合には、感染が拡大するのみならず、診療機能の抑制・停止に直結します。

各病院で「院内感染を防ぐ水際対策」が遅れれば、未曽有の医療崩壊につながります。

詳 細

前述のリスクを低減させるために、欧米ではすでに、検査や手術前に新型コロナウイルスのスクリーニングPCR検査を行い、医療者への曝露や院内感染を防ぐための取組みが開始されています。

一方、本邦における現行の新型コロナウイルスPCR検査は、症状がある患者に対して、新型コロナウイルス感染症を診断する目的で施行された場合にのみ保険適用となっています。

無症状の患者に対して、スクリーニング目的で施行した場合は全額自己負担（1人あたり約2万円）になります。

政府は４月８日の時点で１日あたり１万２千件の検査件数を確保し、今後は2万件まで増加すると発表していますが、その対象は症状のある患者に限定されているため、実際にPCR検査を受けることができる件数は限定さ

2020年4月15日　京都府立医科大、京都大「共同声明」③

れています。

すなわち、保険適用の範囲が有症状者に限定されているために、現在のPCR検査のキャパシティー一杯までPCR検査がなされていないというのが現状です。

本邦でも流行地域の病院において、病院の経費を使用して検査を行うという自衛策をとる施設もでてきていますが、病院経営を逼迫させる要因ともなります。

本声明は決して無症状の方に対するPCR検査を無制限に拡大することを推奨しているわけではありません。

限られた医療のリソースは院内感染を予防するための必要性に基づいてのみ使用すべきです。

入国管理においては、日本国内でのCOVID-19の蔓延を避けるための水際対策として、無症状であっても、入国者全員に、PCR検査が公費で行われています。

同様に、COVID-19の院内感染を予防するための水際対策として、無症状であっても、手術や分娩、内視鏡検査あるいは救急医療などの診療実施前に、PCR検査を公費で行えるよう（保険適用）にすることを強く要望いたします。

両大学病院は今後もCOVID-19に最大限の対応を継続します。COVID-19が日本国内で爆発的に増加することを全力で阻止し、日本国内全ての地域における医療体制破綻や医療従事者の感染を防ぎ、全ての疾患の治療体制の継続に向けて、できうる限りの努力をする覚悟です。

出典：京都府立医科大学附属病院 京都大学医学部附属病院／『新型コロナウイルス感染症（COVID-19）のPCR検査に関する共同声明』2020年4月15日

全医・病会議発第37号
令和2年4月20日

内閣府
総務省
厚生労働省　各　位
文部科学省

一般社団法人全国医学部長病院長会議
会　長　山下英俊（公印省略）
同　専門委員長会
委員長　嘉山孝正（公印省略）

新型コロナウイルス感染症（COVID-19）の医療実施に関する声明

新型コロナウイルス感染症が蔓延し日本国内においても感染者が急増しております。全国医学部(大学)付属病院においても、各都道府県の協力要請のもとCOVID-19課題に誠意をもって対応しています。各都道府県の状況が異なるとはいえ種々の要請が各大学から集積いたしております。感染症指定病院でなくとも、COVID-19患者への直接的な対応だけでなくCOVID-19に纏わる種々の医療上の課題があります。すなわち、COVID-19に関しては無症状であっても、手術や分娩、内視鏡検査、病理検査あるいは救急医療などの診療実施前、また病理解剖を行う際に院内感染を予防するための水際対策として無症候の患者に対してPCR検査が必要です。このPCR検査の必要性が京都府立医科大学附属病院及び京都大学医学部附属病院より４月１５日に共同声明として提言されました。

患者の命を守る医療現場が機能不全に陥る状態を避けるため、上記の共同声明に加えて全国医学部長病院長会議としては、関係行政機関に対して以下の点を要望いたします。

1．院内感染を防ぐ水際対策として、無症候の患者に対する新型コロナウイルスのPCR検査を保険適用（ないし公費で施行可能）にしていただきたい。
　積み上げ概算：２１０億円（資料１）

2．PCR検査に必要な個人防護具と試薬を確保していただきたい。

3．大学病院はもちろんの事、診療所、病院を含むすべての医療機関において新型コロナウイルス感染症対策のため業務内容を変更した場合、例えば集中治療室確保のための手術件数制限や、院内感染防止ための外来診療制限、侵襲的検査の制限などの、診療内容変更に伴う診療報酬減少等への損失補填をしていただきたい。
　積み上げ概算：２，０００億円（資料２）

4．各都道府県は新型コロナウイルス感染症に関しての状況に関する情報（感染状況、診療体制などについて）は、大学病院、医師会に対して開示し共有するようにしていただきたい。

5．人材確保の目的で、種々の方策（臨床研修医を振り分ける等。）を立てることも重要であるが、現在機能している人材が有効に活動できるような環境を作ることが人材確保の最も適切な方策と考えます。現場での人材の配置は現場に任せることが適切と考えます。

以上の課題への解決策が速やかに施行されれば、新型コロナの感染減に直接貢献し、新型コロナに携わる人材の確保も可能になると考えます。

国の関係部署が全力を挙げて取り組んで頂くことを切に要望いたします。

2020年4月20日　全国医学部長病院長会議「声明」②

資料2

ICU、HCU→すべてコロナ対策へ（特定集中治療室管理料 1,000億円）

手術件数（年間）

→1/3減少　→　20万件減少となる

手術料50万円（1件当たり）　50万×20万件＝1,000億円

計 2,000億円

大学病院（分院すべて含む）

	病棟数	病床数	新規入棟患者数（年）	在棟患者延べ数（年）	管理料初回？算定回数（6月分）	およその報酬？	
特定集中治療室管理料 1	42	521	37,000	140,276	2,338	1,914,767,400	
特定集中治療室管理料 2	18	227	15,516	61,195	849	835,311,750	
特定集中治療室管理料 3	56	530	34,425	136,192	2,314	1,274,893,312	
特定集中治療室管理料 4	29	385	28,784	107,105	1,846	1,002,609,905	
小児特定集中治療室管理料	2	20	897	4,691	65		
						5,027,582,367	¥50,275,823,670

大学病院（国公立のみ）

	病棟数	病床数	新規入棟患者数（年）	在棟患者延べ数（年）	管理料初回？算定回数（6月分）		
特定集中治療室管理料 1	24	280	21,131	77,509	1,196	1,057,997,850	
特定集中治療室管理料 2	15	186	11,276	51,711	654	705,855,150	
特定集中治療室管理料 3	8	74	4,711	19,276	343	180,442,636	
特定集中治療室管理料 4	16	229	16,746	65,287	1,043	611,151,607	
小児特定集中治療室管理料	0	0	0	0	0		
						2,555,447,243	¥25,554,472,430

出典：一般社団法人 全国医学部長病院長会議 同専門委員長会／『新型コロナウイルス感染症（COVID-19）の医療実施に関する声明』令和２年４月20日

2020年4月21日　日本看護師協会「要望書」

令和2年4月21日

厚生労働大臣
　加藤　勝信　殿

公益社団法人　日本看護協会
会長　　福井　トシ子

新型コロナウイルス感染症の医療機関内における PCR検査に関する要望書

医療機関を受診する患者等は無症候であっても新型コロナウイルスに感染している可能性があり、その場合、院内感染を防ぐことは困難である。また、新型コロナウイルス感染症患者を受け入れている医療機関で従事する看護職をはじめとする医療従事者は、無症候であっても新型コロナウイルスに感染している場合もあり、院内感染防止のためには、症状がなくても適切な対応がとれるようなPCR検査の実施が求められる。更に、医療従事者は、万が一に感染している可能性も考え、患者や他医療従事者に加え、同居の家族等にも感染させてしまうのではないかという不安の中で医療提供を行っている。

現在、国内における PCR 検査の実施体制が十分ではないことは承知しているが、院内感染を防止し、必要な医療提供体制を維持していくためには、無症候者も含めた新型コロナウイルス感染症の医療機関内における PCR 検査が不可欠であるため、以下のとおり要望する。

記

1. 手術や検査、分娩、その他の診療を目的に当該医療機関へ受診する者に対して、症状の有無にかかわらず医師が感染を疑った場合は、PCR検査を医療保険の適用とされたい。

2. 新型コロナウイルス感染症患者を受け入れている医療機関において、不安を持ちながら勤務している医療従事者が希望した場合、PCR検査を実施し、その費用を公費で負担されたい。

以上

出典：公益社団法人 日本看護協会／『新型コロナウイルス感染症の医療機関内における PCR 検査に関する要望書』令和2年4月21日

4月8日　コロナ専門家有志の会

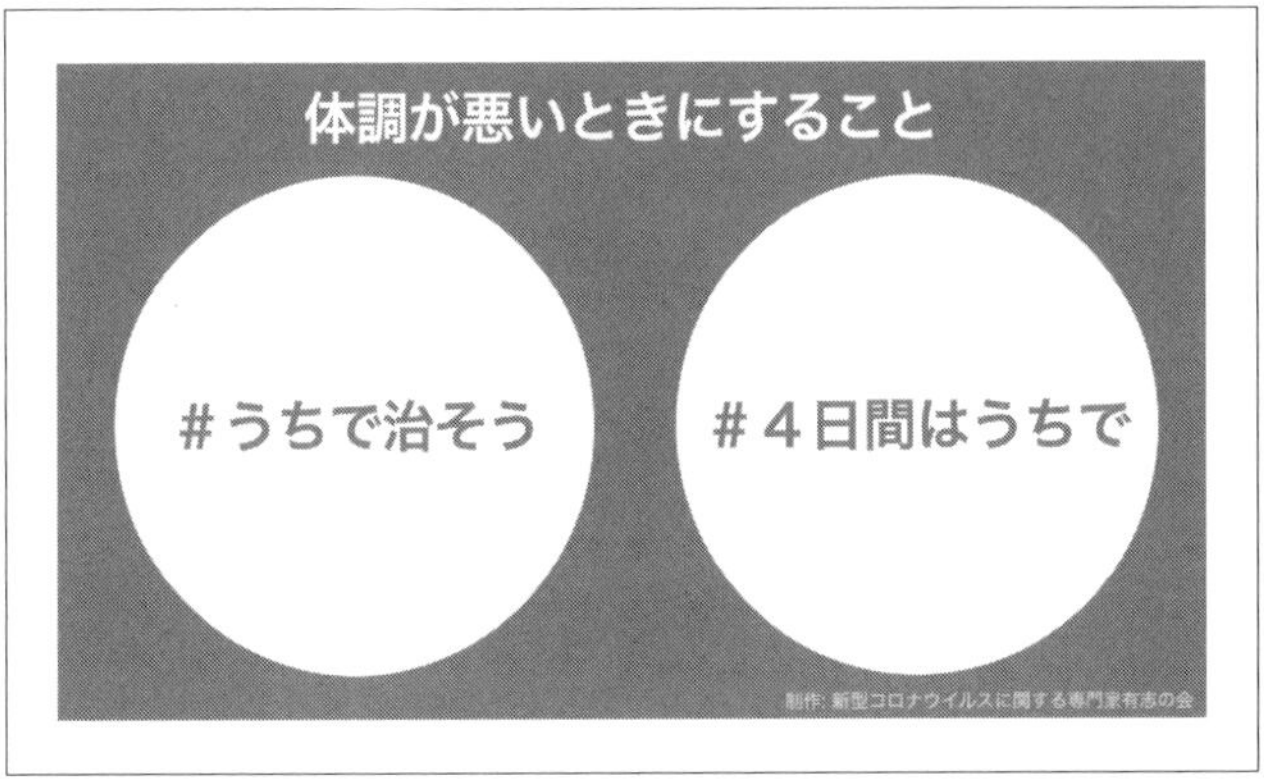

4月29日　コロナ専門家有志の会

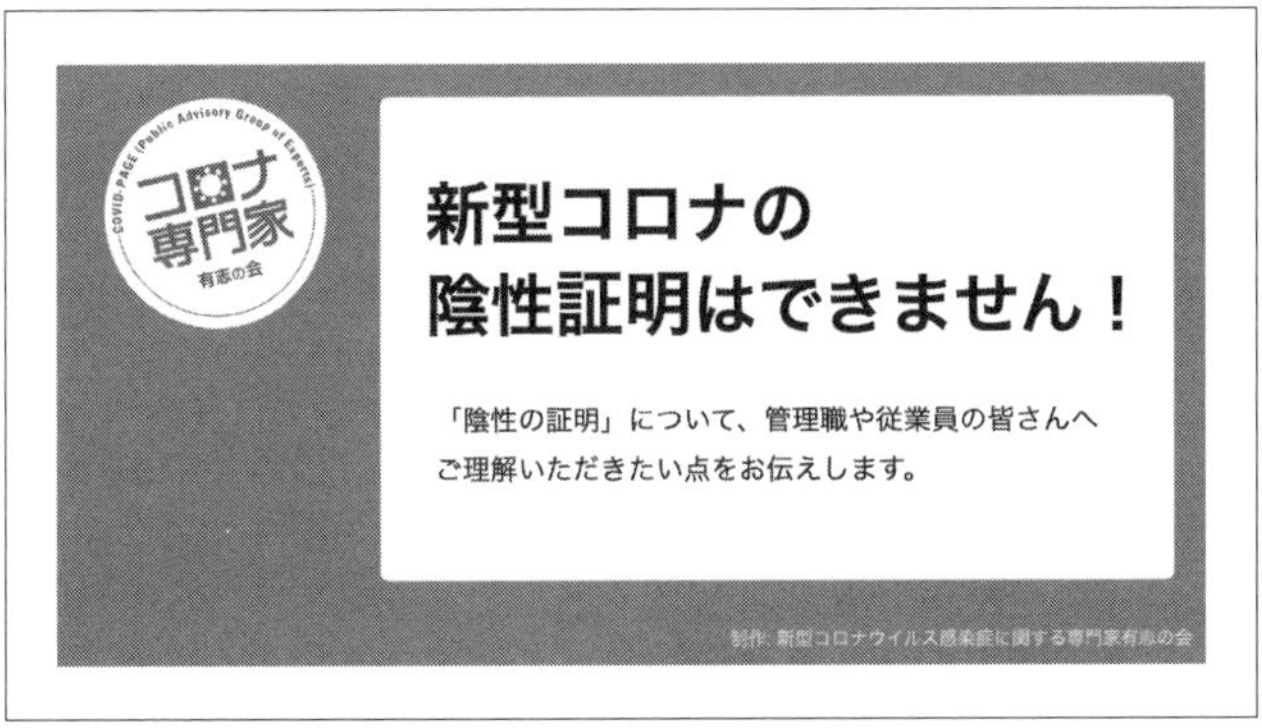

出典：コロナ専門家有志の会／『体調が悪いときにすること』
コロナ専門家有志の会／『新型コロナの陰性証明はできません！』

2020年４月29日　日本医学会連合、日本医学会による「緊急提言」①

令和２年４月29日

内閣総理大臣
　安倍　晋三　殿

一般社団法人日本医学会連合
日本医学会
会長　門田　守人

緊急提言
進行する医療崩壊をくい止めるために

新型コロナウイルス感染症の国内での急速な増加に伴い、令和２年４月７日に安倍晋三内閣総理大臣より７都府県に対し緊急事態宣言が発出され、同４月16日には対象が全国に拡大されました。緊急宣言は地域における医療崩壊をくい止めることが第一義の目的とされていましたが、残念ながら全国各地で医療機関での感染クラスターが発生するなど、地域によってはすでに医療崩壊が発生しています。死亡者数の増加を抑制するために、日本国民が一丸となって、なんとしてもこれ以上の医療崩壊の進行をくい止めなければなりません。

これまで日本医学会連合をはじめとした医学系諸学会は、新型コロナウイルス感染症による医療崩壊を抑制するため、医療現場の様々なニーズをくみ上げ 加藤勝信 厚生労働大臣に要望書を提出してまいりました。政府および関係者の方々のご尽力により医療現場には多くの支援がなされていますが、残念ながら新型コロナウイルス感染患者数の増加に追いつかず医療現場の現状は逼迫するばかりです。特に個人用防護具の不足は顕著であり、不完全な個人用防護具で診療・ケアすることに伴う感染のリスクが高いといった多くの医療従事者の懸念の声が寄せられています。

このような状況が続けば、新型コロナウイルス感染症の院内クラスター化が益々拡大し、医療機関不足という負の連鎖を引き起こし、感染拡大を制御することは不可能となります。医療従事者の精神的緊張もいつかは途切れてしまいます。進行する医療崩壊をくい止めるため、また医療従事者の保護のためにも、官民一体となり医療従事者を守る姿勢をさらに鮮明に打ち出していただきたいと切にお願いいたします。

医療崩壊に瀕した我が国を救うべく、日本医学会連合/日本医学会として以下の５点について、緊急要望を提出させていただきます。

2020年4月29日　日本医学会連合、日本医学会による「緊急提言」②

① PCR検査体制の拡充と抗体・抗原検出検査体制の早急な確立のための支援

医療崩壊防止の一つの側面として、一般の傷病者に対する健全な医療供給が継続されることがきわめて重要です。循環器系や代謝系、精神疾患系などの慢性疾患、がん、臓器不全、外傷など、新型コロナウイルス感染症以外の傷病に苦しむ患者、そして妊娠・分娩や産褥に対しても、安全かつ十分な医療を供給することが医療機関には求められています。しかし、現在の新型コロナウイルス感染拡大状況では、そのような患者の中に無症状の新型コロナウイルス陽性患者（不顕性感染患者）がいることを想定せざるをえません。一般の医療行為の中でも、全身麻酔や手術、消化管内視鏡検査、気管支鏡検査、分娩及び新生児医療、歯科口腔外科の診療などはエアロゾルを容易に発生し、ウイルスを含むエアロゾルによる感染のリスクが高まります。透析医療では、多くの患者を限られた空間で2日に1回長時間治療する必要があります。また、喀痰や細胞診検体を取り扱う臨床検査部門や病理検査部門においても検体からの感染が危惧され、多くの治療や検査が中止・延期されています。そのことにより多くのがん患者の確定診断・治療開始が遅延しているとともに、医療の検証にとって重要な病理解剖および法医解剖が全国的に滞っているという実態もあります。さらに個人用防護具の不足もあいまって、このままでは多くの医療従事者が感染リスクにさらされながら診療を継続しなければなりません。従って、一般の患者の中の不顕性感染患者を見極めることは、院内感染を含めた感染拡大を防ぎながら一般の傷病者等に対する健全な医療供給を継続するために欠くことができません。本来であれば外来・入院患者全員に対しPCR検査を行い不顕性感染患者を検出し、適切な防護策を講じることで少しでも感染のリスクを減らすべきですが、PCR検査体制が不十分な我が国の現状では不可能です。また、PCR検査の偽陰性率の高さ（約30%）も課題の一つです。陽性患者に対する厳格な感染防御対策が必要なことは言うまでもありませんが、たとえPCR検査を行うことができたとしても偽陰性の可能性も念頭に置きながら対応する必要があります。そのような制限があるものの、院内クラスター及び医療従事者の家庭内クラスターの発生を少しでもくい止めるためには、無症候患者であっても、上記のような全身麻酔や手術、消化管内視鏡検査、気管支鏡検査、分娩、新生児医療、歯科診療および透析医療などを受ける患者については、できる限りPCR検査を行うための体制の早急な確立とPCR検査の精度向上にむけた対策が必要です。

一方、新型コロナウイルス抗体・抗原検査の臨床的意義についてもまだ明らかにされておりません。米国では無症状の社会人3000人に抗体検査を行ったところ約14%が陽性であり、経済活動の再開に向けた指標の一つとして検証を継続していくことがすでに報道されております。是非、産官学の連携をより強化し、新型コロナウイルス抗体および抗原検査について精度の高い検査キットの開発・普及を促進し、国家規模の早急な大規模スクリーニングを行い、臨床的・社会的意義を検証するとともに、新型コロナウイルス感染症の蔓延をくい止めるための方策の一つとして早急に有効活用できるような体制を構築することを要望いたします。

1

2020年4月29日　日本医学会連合、日本医学会による「緊急提言」③

緊急対応を要する提案：

- ・無症候性入院患者や医療スタッフに対するPCR検査の公費負担
- ・民間検査機関を含めたPCR検査体制の充足および検査依頼の簡易化
- ・PCR・抗体・抗原検査体制の拡充（人員を含む）のための予算措置
- ・PCR・抗体・抗原検査試薬、機器、検体採取キットの増産体制の早急な構築
- ・PCR検査の精度向上に対する研究支援体制の構築
- ・抗体・抗原検査の大規模試験による臨床的・社会的意義の早急な検証
- ・陽性患者の診療に積極的にあたる医療施設への診療報酬加算
- ・日本発の画期的な新型コロナウイルス感染症診断法の開発支援

② 個人用防護具の充足

4月9日に日本救急医学会・日本臨床救急医学会の連名で「医療崩壊が生じる際の兆候としての『救急医療体制の崩壊』がすでに始まり、マスクやガウンなどの個人用防護具が圧倒的に不足している」と声明が出されました。同様の問題が全国各地の病院でも生じ、サージカルマスク、N95マスク、プラスチックガウン、手術用滅菌ガウン、シューズカバー、フェイスシールド、アイシールドなどの不足のため、新型コロナウイルス感染症患者に対する診療において院内伝搬のリスクが確実に増加するなど、深刻な状況が続いており、多くの病院で循環器系や代謝系、精神疾患系などの慢性疾患、がん、臓器不全、外傷など生死に関わる検査や治療・手術を延期しなければならない事態に陥っております。医療資源の確保ができてさえいれば救えたはずの命を救えず、多くの医療従事者がこれまで直面したことのなかった倫理的葛藤に苛まれており、精神的ケアを必要としております。

このままの状態が続けば、日本の医療の最終防衛ラインである大学病院を含めた基幹病院にも医療崩壊が訪れ、社会は機能停止となります。そしてその間に治療の機会を奪われたことによる死亡患者は厖大な数に上ることは確実で、日本の強みであったはずの世界最高水準の医療の著明な地盤沈下が年単位で続くことになります。生命の危機に瀕する患者に対する医療を継続して行う態勢を全国各地で死守するために、以下を提案いたします。

緊急対応を要する提案：

- ・個人用防護具の在庫・生産・入荷状況の一元的調査と速やかな公開
- ・必要な個人防護具を発注可能な全国規模の発注システムの早急な構築
- ・個人用防護具の配置に地域間・施設間較差が生じないよう厚生労働省による適切な行政指導
- ・個人用防護具の輸入確保のため他国への外務省を通じた働きかけ
- ・個人用防護具の備蓄・増産体制の確立（国内他業種の参画を含む）のための経済産業省などによる施策

2

2020年4月29日　日本医学会連合、日本医学会による「緊急提言」④

・産官学連携による医療現場で必要とされる物品の迅速な新規開発システムの構築

③ 医療従事者への支援体制の確立

最前線の医療従事者は、大量に押し寄せる新型コロナウイルス感染および疑い患者に対応しながら、医療物資不足にも悩まされ、さらに自分自身が感染するかもしれないという恐怖と闘いながら診療・ケアを続けています。医療崩壊の生じたイタリアでは1万4000人以上の医療従事者の感染と100名以上の医師、20名以上の看護師の死亡が(4月10日現在)、米国では9000人余りの医療従事者の感染と27人の死亡が確認されています（4月15日現在)。また家族への伝搬を防ぐため、病院から帰れない、駐車場の車で就寝する、といった事例もあるなど医療従事者の肉体的、精神的な負担は計り知れません。今後、新型コロナウイルス感染症の増加に伴い医療従事者不足はより顕著になってくると考えられます。政府からは引退後の医師や潜在的看護師有資格者に対し医療現場への復帰を呼び掛けていただいておりますが、有資格者であるがゆえにリスクの高い医療現場に復帰を強要されることだけは厳に慎まれるべきです。また、いわゆる無給医の動員の動きも出てくる可能性がありますが、その場合は、手当とともに労災認定制度の導入が必要です。そこで医師、歯科医師、看護師、薬剤師、臨床検査技師、臨床工学技士、理学療法士などの過酷な仕事をサポートする後方支援を拡充することがきわめて重要です。医療従事者の人材不足を起こさないため、以下の点を要望いたします。

緊急対応を要する提案：

・医療従事者向けの精神的支援体制の構築：精神科医または心療内科医や公認心理師・臨床心理士による相談体制の早期確立
・新型コロナウイルス対応特別手当の創設：診療報酬増額のみならず個人への危険手当の新設
・非常勤医師に対する院内感染時の労災認定制度の適用措置
・医療従事者の宿泊および休憩施設の確保に対する予算措置
・医療従事者の家族に対する保育や介護の手厚いサポート
・患者重症度管理による患者集中を回避する方策の徹底と医療資源の集中投入
・行政機関によるすべての医療施設の役割分担の指導
・医療従事者とその家族に対する差別のない社会的見識の熟成
・医療現場へのICTやIoTの積極的活用と遠隔診療を実施可能にするための行政による対応

④ 研修中の医療従事者に対する施策

本年度4月から医療現場で働き始めた臨床研修医（9,341人)、歯科医師（2,107人)、看

3

護師（56,767人）、薬剤師（9,958人）、臨床検査技師（3,472人）、臨床工学技士（2,168人）、理学療法士（10,608人）などは、本来であれば各医療現場で希望に燃えた研修を行っている時期です。しかし、厳密な感染対策が必要とされる現在の臨床現場で研修するのは難しく，却って感染拡大のリスクが高まることが心配されており、医療機関によっては自宅待機としているといった事例があるなど初期研修の機会を奪われてしまっているのが現状です。新型コロナウイルス感染症蔓延期において救急科などでの研修は難しいとの判断は現状に鑑みればいたし方ありません。しかし、初期研修中の医療従事者を現在の医療体制の中で教育・登用し、後方支援を含め臨床現場で一定の役割をあたえることは医療従事者不足の有効な対策となりえます。また今回の未曽有のパンデミック時の医療経験を通じて有事の医療のあり方を考え、将来の我が国の医療の発展を担ってくれるものと考えます。見逃されがちな研修中の医療従事者の教育についても目をむけていただきたくお願いいたします。

緊急対応を要する提案：

・研修中の医療従事者（医師・歯科医師・看護師・薬剤師・臨床検査技師・臨床工学士・理学療法士など）の医療機関での後方支援および診療業務従事の促進
・研修中の医療従事者に対する感染症の教育と実地訓練の促進

中長期的観点からの提案：

・パンデミック発生時の医療供給体制についての教育と実地訓練の促進

⑤　今回のパンデミック終息後の施策

3月に入りイタリアやスペイン、米国ニューヨーク州などでの感染爆発により医療崩壊が生じ、医療現場で「生命の選別」をせざるを得ない状況に陥ったことが広く報道されました。我が国は世界最長寿国の一つであり高齢者人口が多いことや人口10万人あたりの集中治療室ベッド数（日本は約5）がイタリア（13)、スペイン(12)、ドイツ（29)、米国（35）より極端に少ないことなどの課題を抱えており、ひとたび感染が拡大すれば、感染した患者は重症化しやすく、救急医療および集中治療が飽和状態となり、通常の医療を含めた医療資源が枯渇することは容易に予見されました。準備する期間が残されていたにも関わらず我が国の対応は遅く、現状を招くに至ったことを医療現場・行政ともに真摯に受け止めなければなりません。今回の苦い経験を将来に生かすことが、失われた多くの尊い命に報いるためにも不可欠です。今後も予想されるパンデミックに向けての対策を講じるべく、下記を提案いたします。

中長期的観点からの提案：

・エピデミック・パンデミックが生じた際に、医学会が医療現場と連動して速やかに緊急対策を立案し、国会・内閣を通じて遅滞なく実行するための独立した国

4

2020年4月29日　日本医学会連合、日本医学会による「緊急提言」⑥

家機関の設立：以下の項目を含む

✓ 検査体制の確立や新規治療薬・治療法の承認、開発・実装（法整備と共に）
✓ 各地域の感染蔓延状況や医療資源の充足度をリアルタイムに確認できる情報システム
✓ パンデミック初期からの全症例登録体制の整備とその解析による早い段階での臨床病態像の把握
✓ 学術研究の体制整備
✓ 発生時の都道府県単位の感染症対策本部の設置

・エピデミック・パンデミックが生じた際の感染症対策を、地震などの自然災害やバイオテロへの対策と同様、緊急時の訓練の一部として各地域の大学病院および基幹病院に義務化

・在宅診療、遠隔診療、Web 受診などのオンラインの保険診療体制の整備

・医療資源（医療従事者を含む）の供給体制データの可視化と病院間で共有可能なシステムの構築

・各地域の自治体（行政）・医師会・住民による三位一体の感染症に対する啓発活動と緊急時対応体制の構築

・集中治療室ベッド数の増床・適正配置および集中治療に関わる医療従事者の育成

・緊急事態にも対応可能な医療従事者の育成と医療供給体制の適正化

安倍晋三 内閣総理大臣を中心とした政府の強力なリーダーシップのもと、医療崩壊の進行をくい止めるための医療機関・医療従事者への多方面からの益々のご支援を何卒よろしくお願い申し上げます。

＜以下、本提言に賛同する学会＞

一般社団法人日本医史学会　理事長　坂井　建雄
一般社団法人日本解剖学会　理事長　八木沼洋行
一般社団法人日本生理学会　理事長　石川　義弘
公益社団法人日本生化学会　会長　菊池　章
公益社団法人日本薬理学会　理事長　谷内　一彦
一般社団法人日本病理学会　理事長　北川　昌伸
日本癌学会　理事長　中釜　斉
一般社団法人日本血液学会　理事長　赤司　浩一
日本細菌学会　理事長　赤池　孝章
日本寄生虫学会　理事長　野崎　智義
特定非営利活動法人日本法医学会　理事長　青木　康博

5

一般社団法人日本衛生学会　理事長　柳澤　裕之
日本健康学会　理事長　渡辺　知保
公益社団法人日本栄養・食糧学会　会長　宇都宮一典
一般社団法人日本温泉気候物理医学会　理事長　宮下　和久
一般社団法人日本内分泌学会　代表理事　赤水　尚史
一般社団法人日本内科学会　理事長　矢冨　裕
公益社団法人日本小児科学会　会長　髙橋　孝雄
一般社団法人日本感染症学会　理事長　舘田　一博
一般社団法人日本結核・非結核性抗酸菌症学会　理事長　藤田　明
一般財団法人日本消化器病学会　理事長　小池　和彦
一般社団法人日本循環器学会　代表理事　小室　一成
公益社団法人日本精神神経学会　理事長　神庭　重信
一般社団法人日本外科学会　理事長　森　正樹
公益社団法人日本整形外科学会　理事長　松本　守雄
公益社団法人日本産科婦人科学会　理事長　木村　正
公益財団法人日本眼科学会　理事長　寺﨑　浩子
一般社団法人日本耳鼻咽喉科学会　理事長　森山　寛
公益社団法人日本皮膚科学会　理事長　天谷　雅行
一般社団法人日本泌尿器科学会　理事長　大家　基嗣
特定非営利活動法人日本口腔科学会　理事長　丹沢　秀樹
公益社団法人日本医学放射線学会　理事長　今井　裕
日本保険医学会　会長　中道　洋
一般社団法人日本医療機器学会　理事長　矢冨　裕
日本ハンセン病学会　理事長　石田　裕
一般社団法人日本公衆衛生学会　理事長　磯　博康
日本衛生動物学会　会長　沢辺　京子
日本交通医学会　理事長　花岡　一雄
一般社団法人日本体力医学会　理事長　鈴木　政登
公益社団法人日本産業衛生学会　理事長　川上　憲人
特定非営利活動法人日本気管食道科学会　理事長　塩谷　彰浩
一般社団法人日本アレルギー学会　理事長　出原　賢治
公益社団法人日本化学療法学会　理事長　清田　浩
日本ウイルス学会　理事長　松浦　善治
公益社団法人日本麻酔科学会　理事長　小板橋俊哉
一般社団法人日本胸部外科学会　理事長　澤　芳樹
一般社団法人日本脳神経外科学会　理事長　冨永　悌二

6

2020年４月29日　日本医学会連合、日本医学会による「緊急提言」⑧

一般社団法人日本輸血・細胞治療学会	理事長	松下　正
一般社団法人日本医真菌学会	理事長	澁谷　和俊
一般社団法人日本農村医学会	理事長	新谷　周三
一般社団法人日本糖尿病学会	理事長	門脇　孝
日本矯正医学会	理事長	新妻　宏文
一般社団法人日本神経学会	代表理事	戸田　達史
一般社団法人日本老年医学会	理事長	秋下　雅弘
一般社団法人日本人類遺伝学会	理事長	小崎健次郎
公益社団法人日本リハビリテーション医学会	理事長	久保　俊一
一般社団法人日本呼吸器学会	理事長	長谷川好規
一般社団法人日本腎臓学会	理事長	柏原　直樹
一般社団法人日本リウマチ学会	理事長	竹内　勤
公益社団法人日本生体医工学会	理事長	木村　裕一
日本先天異常学会	理事長	小崎健次郎
一般社団法人日本肝臓学会	理事長	竹原　徹郎
一般社団法人日本形成外科学会	理事長	清川　兼輔
一般社団法人日本熱帯医学会	理事長	狩野　繁之
一般社団法人日本小児外科学会	理事長	田尻　達郎
一般社団法人日本脈管学会	理事長	宮田　哲郎
一般社団法人日本周産期・新生児医学会	理事長	金山　尚裕
一般社団法人日本人工臓器学会	理事長	花﨑　和弘
特定非営利活動法人日本免疫学会	理事長	清野　宏
一般社団法人日本消化器外科学会	理事長	北川　雄光
一般社団法人日本臨床検査医学会	理事長	村上　正巳
一般社団法人日本核医学会	理事長	絹谷　清剛
一般社団法人日本生殖医学会	理事長	市川　智彦
一般社団法人日本救急医学会	代表理事	嶋津　岳士
一般社団法人日本心身医学会	理事長	福土　審
一般社団法人日本医療・病院管理学会	理事長	筧　淳夫
一般社団法人日本消化器内視鏡学会	理事長	井上　晴洋
一般社団法人日本癌治療学会	理事長	土岐祐一郎
一般社団法人日本移植学会	理事長	江川　裕人
一般社団法人日本職業・災害医学会	理事長	佐藤　譲
特定非営利活動法人日本心臓血管外科学会	理事長	横山　斉
一般社団法人日本リンパ網内系学会	理事長	吉野　正
日本自律神経学会	理事長	荒木　信夫

7

一般社団法人日本大腸肛門病学会　理事長　宮島　伸宜
公益社団法人日本超音波医学会　理事長　工藤　正俊
一般社団法人日本動脈硬化学会　理事長　平田　健一
一般社団法人日本東洋医学会　会長　伊藤　　隆
一般社団法人日本小児神経学会　理事長　岡　　　明
特定非営利活動法人日本呼吸器外科学会　理事長　千田　雅之
一般社団法人日本医学教育学会　理事長　鈴木　康之
一般社団法人日本医療情報学会　代表理事　中島　直樹
一般社団法人日本疫学会　理事長　祖父江友孝
一般社団法人日本集中治療医学会　理事長　西田　　修
日本平滑筋学会　理事長　柴田　　近
一般社団法人日本臨床薬理学会　理事長　下田　和孝
一般社団法人日本神経病理学会　理事長　村山　繁雄
一般社団法人日本脳卒中学会　理事長　宮本　　享
特定非営利活動法人日本高血圧学会　理事長　伊藤　　裕
公益社団法人日本臨床細胞学会　理事長　佐藤　之俊
一般社団法人日本透析医学会　理事長　中元　秀友
一般社団法人日本内視鏡外科学会　理事長　渡邊　昌彦
一般社団法人日本乳癌学会　理事長　井本　　滋
一般社団法人日本肥満学会　理事長　門脇　　孝
一般社団法人日本血栓止血学会　理事長　嶋　　緑倫
特定非営利活動法人日本血管外科学会　理事長　古森　公浩
特定非営利活動法人日本レーザー医学会　理事長　古川　欣也
公益社団法人日本臨床腫瘍学会　理事長　石岡千加史
特定非営利活動法人日本呼吸器内視鏡学会　理事長　大崎　能伸
一般社団法人日本プライマリ・ケア連合学会　理事長　草場　鉄周
一般社団法人日本手外科学会　理事長　加藤　博之
一般社団法人日本脊椎脊髄病学会　理事長　中村　博亮
特定非営利活動法人日本緩和医療学会　理事長　木澤　義之
公益社団法人日本放射線腫瘍学会　理事長　茂松　直之
一般社団法人日本臨床スポーツ医学会　理事長　松本　秀男
一般社団法人日本熱傷学会　代表理事　櫻井　裕之
特定非営利活動法人日本小児循環器学会　理事長　坂本喜三郎
一般社団法人日本睡眠学会　理事長　内山　　真
一般社団法人日本磁気共鳴医学会　理事長　青木　茂樹
特定非営利活動法人日本肺癌学会　理事長　弦間　昭彦

8

2020年4月29日　日本医学会連合、日本医学会による「緊急提言」⑩

一般社団法人日本胃癌学会	理事長	小寺	泰弘
一般社団法人日本造血細胞移植学会	理事長	豊嶋	崇徳
一般社団法人日本ペインクリニック学会	代表理事	飯田	宏樹
一般社団法人日本病態栄養学会	理事長	清野	裕
一般社団法人日本認知症学会	代表理事	秋山	治彦
一般社団法人日本災害医学会	代表理事	大友	康裕
一般社団法人日本小児血液・がん学会	理事長	細井	創
公益社団法人日本老年精神医学会	理事長	池田	学
一般社団法人日本臨床栄養代謝学会	理事長	東口	髙志
一般社団法人日本再生医療学会	理事長	澤	芳樹
特定非営利活動法人日本脳神経血管内治療学会	理事長	坂井	信幸
一般社団法人日本骨粗鬆症学会	理事長	遠藤	直人
一般社団法人日本アフェレシス学会	理事長	松尾	秀徳
一般社団法人日本女性医学学会	理事長	若槻	明彦
一般社団法人日本てんかん学会	代表理事	池田	昭夫
一般社団法人日本インターベンショナルラジオロジー学会	理事長	吉川	公彦
一般社団法人日本内分泌外科学会	理事長	鈴木	眞一

9

出典：一般社団法人 日本医学会連合 日本医学会／緊急提言「進行する医療崩壊をくい止めるために」令和２年４月29日

6月2日　唾液を用いたPCR検査の導入について

唾液を用いたPCR検査の導入について

○唾液を用いたPCR検査について、症状発症から９日以内の症例で従来の鼻咽頭ぬぐい液を用いた検査結果と良好な一致率が認められた（厚生労働科学研究）。
○この結果をもとに、「症状発症から９日以内の者」について、唾液を用いたPCR検査を可能とする。
※本日（６月２日）、検査実施にかかるマニュアルの改定やＰＣＲ検査キットの一部変更承認・保険適用を実施。
⇒鼻咽頭を拭う方法に比べて、検体採取に係る感染防御や人材の確保の負担が軽減

<唾液を用いたPCR検査の主な対象者（イメージ）>

主な採取機関	主な対象者（イメージ）（※２）
○帰国者・接触者外来 ○地域外来・検査センター （※１）	・市中の有症状者
○病院、診療所	・有症状者（患者、医療従事者等）

（※１）唾液検査のみを取り扱う施設が拡大する可能性。
（※２）唾液を用いたPCR検査は発熱等の症状発症から9日以内の者を対象。

【参考（厚生労働科学研究）】
○研究方法
・COVID-19と診断され自衛隊中央病院に入院した患者の凍結唾液検体（発症後14日以内に採取された88症例）の分析を行い、鼻咽頭ぬぐい液を用いたPCR検査結果との一致率を検証した。
○結果
・発症から9日以内の症例では、PCR法及びLAMP法において、鼻咽頭ぬぐい液と唾液の検査結果に高い一致率が認められた。

1

出典：『唾液を用いた PCR 検査の導入について』（厚生労働省 新型コロナウイルス感染症 対策推進本部）2020 年 6 月 2 日　https://www.mhlw.go.jp/content/10906000/000635987.pdf

参考・参照・引用文献

参考・参照・引用文献

- 『米大学、18年にコロナ「予見」報告書　呼吸器系に注意、全世界で診断を』（日本経済新聞）二〇二〇年四月五日
  https://www.nikkei.com/article/DGKKZO57682600U0A400C2EA3000/
- 『「発熱 続いてるのに…」〝検査難民〟の不安』（news23）二〇二〇年二月二十六日
  https://www.youtube.com/watch?v=BLTnDVI5zt8
- 『〝検査難民〟が国会でも問題に…なぜ検査を受けられないのか？　専門家「医学的に意味ない」…』（ＦＮＮプライムオンライン）二〇二〇年二月二十六日
  https://www.fnn.jp/articles/-/22952
- 『日韓を読み解く／新型ウイルス、日本の「検査難民」問題に韓国の「ドライブスルー検査」を活用せよ』（Newsweek 日本語版／金明中：ニッセイ基礎研究所）二〇二〇年二月二十八日
  https://www.newsweekjapan.jp/kim_m/2020/02/post-14.php
- 『新型肺炎：無症状者が広げるウイルス感染 ── 封じ込めは困難か／東北大学の押谷仁教授（ウイルス学）インタビュー』（nippon.com ／斉藤勝久）二〇二〇年二月七日
  https://www.nippon.com/ja/news/l00264/
- 『新型コロナウイルスＰＣＲ検査は国民全員に行うべきなのか』（The SPELL blog）二〇二〇年五月八日
  http://spell.umin.jp/thespellblog/?p=336
- 『「ＰＣＲ検査せよ」と叫ぶ人に知って欲しい問題 ── ウイルス専門の西村秀一医師が現場から発信／国立病院機構仙台医療

センター臨床研究部ウイルスセンター長の西村秀一医師インタビュー』（東洋経済 ONLINE ／大崎明子：東洋経済 解説部コラムニスト）二〇二〇年五月十二日
https://toyokeizai.net/articles/-/349635

●『政府、ビジネス渡航解禁を検討　新型コロナ非感染証明が条件』（時事通信社／時事ドットコムニュース）二〇二〇年五月十五日
https://sp.m.jiji.com/article/show/2385372

●『唾液使ったＰＣＲ検査を2日から導入 ― 新型コロナで厚労省』（Bloomberg ／延広絵美）二〇二〇年六月二日
https://www.bloomberg.co.jp/news/articles/2020-06-02/QB9YVGT0AFBL01

●『武漢住民1千万人近くにコロナ検査、陽性は３００人で「今や最も安全な都市」』（AFPBB News）二〇二〇年六月三日
https://www.afpbb.com/articles/-/3286255

●『中国、南シナ海に新行政区を設置　ベトナムは反発』（日本経済新聞）二〇二〇年四月二十日
https://www.nikkei.com/article/DGXMZO58248150Q0A420C2EAF000/

●『中国全人代、香港「国家安全法」制定方針を採択 ― 日米台は懸念』（Bloomberg）二〇二〇年五月二十八日
https://www.bloomberg.co.jp/news/articles/2020-05-28/QB15AGDWLU6Q01

●『新型コロナウイルス感染症に関する安倍内閣総理大臣記者会見』（首相官邸ホームページ）二〇二〇年五月二十五日
https://www.kantei.go.jp/jp/98_abe/statement/2020/0525kaiken.html

●『日本でコロナによる死者が少ない理由を解明したＮスペ ― 厚労省クラスター対策班にカメラ、押谷東北大教授と西浦北大教授に密着取材』（論座 朝日新聞社／川本裕司：朝日新聞社会部記者）二〇二〇年四月十四日
https://webronza.asahi.com/national/articles/2020041300006.html

●『森井大一の「医療と経済と行政の交差点」／大阪モデルとはなにか？ ― 自粛解除基準の数値が持つ意味を考える』（日経メディカル／森井大一：大阪大学感染制御学）二〇二〇年五月十三日
https://medical.nikkeibp.co.jp/leaf/mem/pub/series/moriid/202005/565516.html

- 『新型コロナ、日本のPCR検査数はOECD加盟国36カ国中35位。世界と比べても際立つ少なさ』（YAHOO! ニュース／高橋浩祐：国際ジャーナリスト）二〇二〇年四月三十日
https://news.yahoo.co.jp/byline/takahashikosuke/20200430-00176176/
- 『いまだに新型コロナ検査が脆弱な日本　「抑え込み成功」は運が良かっただけ?』（Newsweek 日本語版／トムソンロイター・ジャパン／Ju-min Park、竹中清、翻訳：エァクレーレン、取材協力：Antoni Slodkowski、宮崎亜巳、村上さくら　編集：斎藤真理、久保信博）二〇二〇年五月二十九日
https://www.newsweekjapan.jp/stories/world/2020/05/oecd3736.php
- 『「SARSより病原性は低そう。感染対策はインフルエンザに準じて」　日本感染症学会理事長が語る新型コロナウイルス』（BuzzFeed Japan／岩永直子）二〇二〇年二月十日
https://www.buzzfeed.com/jp/naokoiwanaga/ncov2019-tateda
- 『新型肺炎、船内の対策を神戸大教授が批判「悲惨な状態」』（朝日新聞 DIGITAL）二〇二〇年二月十九日
https://www.asahi.com/articles/ASN2M3Q2ZN2MULBJ006.html
- 『厚労省職員 多くがウイルス検査せず職場復帰』（NHK政治マガジン）二〇二〇年二月二十二日
https://www.nhk.or.jp/politics/articles/statement/30639.html
- 『厚労省職員をウイルス検査へ　クルーズ船で作業の41人』（時事通信社／時事ドットコムニュース）二〇二〇年二月二十二日
https://sp.m.jiji.com/article/show/2346454
- 『検疫官ら新たに感染　クルーズ船で業務 ― 厚労省』（時事通信社／時事ドットコムニュース）二〇二〇年二月二十四日
https://sp.m.jiji.com/article/show/2346983
- 『厚労省、クルーズ船下船の23人で検査漏れ ― 新型コロナウイルス』（Bloomberg／鈴木偉知郎）二〇二〇年二月二十二日
https://www.bloomberg.co.jp/news/articles/2020-02-22/Q63OOOT0AFB601
- 『寄稿◎新型コロナウイルスへの備え／新型コロナの国内感染はこの先どうなる?』（日経メディカル／大阪大学感染制御学　森井大一、朝野和典）二〇二〇年二月二十六日

https://medical.nikkeibp.co.jp/leaf/mem/pub/report/t344/202002/564498.html

●『ドキュメント／新型コロナウイルス、検査体制の拡充が後手に回った裏事情』（日経バイオテク／久保田文）二〇二〇年二月二十八日
https://bio.nikkeibp.co.jp/atcl/news/p1/20/02/28/06625/

●『新型コロナ、民間検査ができない「異常事態」を招いた厚労省の大失敗／もう官僚任せでは食い止められない』（現代ビジネス／長谷川幸洋：ジャーナリスト）二〇二〇年二月二十八日
https://gendai.ismedia.jp/articles/-/70698

●『北九州市内の状況（新型コロナウイルス）』（北九州市）二〇二〇年六月二十一日
https://www.city.kitakyushu.lg.jp/ho-huku/18901209.html

●『新型コロナ　北九州市、第2波に危機感　43施設再び休館に』（毎日新聞 西部夕刊）二〇二〇年五月二十八日
https://mainichi.jp/articles/20200528/ddg/041/040/003000c

●『北九州市で〝第2波〟に危機感　小川県知事「1日で21人は尋常ではない」』（ＡＮＮニュース）二〇二〇年五月二十九日
https://news.yahoo.co.jp/articles/9246f8003ba64627c7fe3bb3e89022e6904ca218

●『北九州市が救急受け入れ継続の要請　3病院停止で医療が逼迫』（西日本新聞社）二〇二〇年六月四日
https://www.nishinippon.co.jp/item/n/613909/

●『北九州市、新たに26人感染　高齢者施設でクラスターも』（日本経済新聞）二〇二〇年五月二十九日
https://www.nikkei.com/article/DGXMZO59781290Z20C20A5ACYZ00/

●『無症状で登校、手打てず…悩む学校 北九州でクラスター』（西日本新聞社／東祐一郎）二〇二〇年六月一日
https://www.nishinippon.co.jp/item/n/612960/

●『北九州市で再びコロナ感染が増加　流行の「第2波」に警戒感』（共同通信）二〇二〇年五月二十七日
https://www.okinawatimes.co.jp/articles/-/577049

●『検査広げたら陽性次々　北九州、113人の半数が無症状』（朝日新聞／布田一樹、竹野内崇宏）二〇二〇年六月三日

https://www.asahi.com/articles/ASN627RQ6N62TIPE01D.html
●『自衛隊中央病院 院内感染対策など公開 東京』（NHK政治マガジン）二〇二〇年四月三十日
https://www.nhk.or.jp/politics/articles/lastweek/35425.html
●『世界各国の新型コロナ対策、明暗分かれた原因は？ ―― 7カ国の再生産数「R」の推移から見る、コロナ対策成功の鍵』（NATIONAL GEOGRAPHIC／NSIKAN AKPAN：訳＝牧野建志）二〇二〇年五月十日
https://natgeo.nikkeibp.co.jp/atcl/news/20/050800277/
●『無症状の医療従事者の3％が新型コロナに感染、爆発的な院内感染の予備軍か ―― 3 Percent of Staff At U.K. Hospital Unknowingly Had COVID-19, Testing Shows』（Newsweek 日本語版／メーガン・ルース）二〇二〇年五月十四日
https://www.newsweekjapan.jp/stories/world/2020/05/3-202.php
●『5月27日に判明した陽性患者【91～98例目（8件）】（新型コロナウイルス）』（北九州市）二〇二〇年五月二十九日
https://www.city.kitakyushu.lg.jp/ho-huku/k18901151.html
●『5月28日に判明した陽性患者【99～119例目（21件）】（新型コロナウイルス）』（北九州市）二〇二〇年六月一日
https://www.city.kitakyushu.lg.jp/ho-huku/k18901152.html
●『新型コロナウイルス感染症患者に対する積極的疫学調査実施要領』（国立感染症研究所 感染症疫学センター）令和二年四月二十日版
https://www.niid.go.jp/niid/ja/diseases/ka/corona-virus/2019-ncov/2484-idsc/9357-2019-ncov-02.html
●『死者少ない要因は 専門家会議が会見／非常に見えにくいウイルス』（THE PAGE）二〇二〇年五月三十日
https://news.yahoo.co.jp/articles/330c75ad14dab1412d50676ede2b2a910bbf220e
●『新型コロナウイルス感染症対策の状況分析・提言』（新型コロナウイルス感染症対策専門家会議）令和二年五月二十九日
https://www.mhlw.go.jp/stf/seisakunitsuite/bunya/0000121431_00093.html
●『新型コロナ感染症：「3密」と同時に「エアコン対流」にも要注意』（YAHOO! ニュース／石田雅彦：ライター、編集者、医科学修士（MMSc））二〇二〇年四月二十日

https://news.yahoo.co.jp/byline/ishidamasahiko/20200420-00174355/

●『夏のコロナ対策　各駅停車に乗ったほうがリスク回避しやすい』（NEWSポストセブン）二〇二〇年六月六日
https://blogos.com/article/462792/

●『新型コロナウイルスの感染が疑われる人がいる場合の家庭内での注意事項（日本環境感染学会とりまとめ）』（厚生労働省）二〇二〇年二月
https://www.mhlw.go.jp/stf/seisakunitsuite/newpage_00009.html

●『新型コロナウイルス感染症に関する日医の対応（「新型コロナウイルス感染症に係るＰＣＲ検査を巡る不適切事例」の調査結果等）について』（日医 online プレスリリース／横倉義武会長、釜萢敏常任理事）二〇二〇年三月十九日
https://www.med.or.jp/nichiionline/article/009205.html

●『新型コロナ「4日間はうちで」削除　専門家会議の有志ＨＰ「受診抑制招いている」批判の声』（東京新聞）二〇二〇年五月四日
https://www.tokyo-np.co.jp/article/16945

●『コロナ専門家有志の会「#うちで治そう」ひっそり撤回に批判の声』（女性自身）二〇二〇年四月二十八日
https://this.kiji.is/627744411453310049?c=4341039600582657

●『緊急提言　新型コロナ・V字回復プロジェクト「全国民に検査」を次なるフェーズの一丁目一番地に』（鹿島平和研究所国力研究会／安全保障外交政策研究会＋有志）
http://www.kazumasaoguro.com/covid-19/

●『無症状でもＰＣＲ検査を　京大病院など共同声明 ―― 新型コロナ』（時事通信社／時事ドットコムニュース）二〇二〇年四月十五日
https://www.jiji.com/jc/article?k=2020041501037&g=soc

●『インタビュー◎日本感染症学会が新型コロナ軽症者の自宅療養などを提言／新型コロナ重症者を救命する医療体制を死守せよ／日本感染症学会理事長の舘田一博氏に聞く』（聞き手：安藤 亮＝日経メディカル）二〇二〇年四月六日

https://medical.nikkeibp.co.jp/leaf/all/report/t344/202004/565031.html

●『PCR検査、軽症者に推奨せず ── 新型コロナ感染2学会「考え方」まとめる』（時事メディカル／喜多宗太郎・鈴木豊）二〇二〇年四月十七日
https://medical.jiji.com/topics/1614

●『院内感染防止へ「無症状でもPCR検査を」声明 ── 京大病院と京都府立医大病院、手術や救急医療など』（京都新聞）二〇二〇年四月十五日
https://www.kyoto-np.co.jp/articles/-/221449

●『無症状でもPCR検査に公的医療保険適用を　全国医学部長病院長会議が声明』（毎日新聞）二〇二〇年四月二十日
https://mainichi.jp/articles/20200420/k00/00m/040/190000c

●『新型コロナウイルス感染症の医療機関内におけるPCR検査に関する要望書』（公益社団法人 日本看護協会）令和二年四月二十一日
https://www.nurse.or.jp/up_pdf/20200421_pcr_to_koro.pdf

●『森井大一の「医療と経済と行政の交差点」／無症状者へのPCR検査を保険収載すべきか?』（日経メディカル／森井大一：大阪大学感染制御学）二〇二〇年四月十七日
https://medical.nikkeibp.co.jp/leaf/all/series/moriid/202004/565182.html

●『コロナ重症者の受け入れ、診療報酬3倍に　厚労省方針』（朝日新聞 DIGITAL）二〇二〇年五月二十四日
https://www.asahi.com/articles/ASN5R7RX3N5RUTFL002.html

●『2020とくほう・特報／〝第2波〟に備えるためにも「発熱難民」どう救う／発熱外来にとりくむ東大阪生協病院の現場から考える』（しんぶん赤旗）二〇二〇年五月二十六日
https://www.jcp.or.jp/akahata/aik20/2020-05-26/2020052603_01_1.html

●『森井大一の「医療と経済と行政の交差点」／臨床現場から考えるPCR検査の正しい使い方』（日経メディカル／森井大一：大阪大学感染制御学）二〇二〇年六月二日

https://medical.nikkeibp.co.jp/leaf/mem/pub/series/moriid/202006/565832.html

●『寄稿◎新型コロナウイルスのPCR検査のあり方／PCR論争に寄せて ― PCR検査を行っている立場から検査の飛躍的増大を求める声に』(日経メディカル／西村秀一：国立病院機構仙台医療センター臨床研究部ウイルスセンター・臨床検査科) 二〇二〇年四月三十日
https://medical.nikkeibp.co.jp/leaf/all/report/t344/202004/565349.html

●『「PCR検査せよ」と叫ぶ人に知って欲しい問題 ― ウイルス専門の西村秀一医師が現場から発信／国立病院機構仙台医療センター臨床研究部ウイルスセンター長の西村秀一医師インタビュー』(東洋経済 ONLINE ／大崎明子：東洋経済 解説部コラムニスト) 二〇二〇年五月十二日
https://toyokeizai.net/articles/-/349635

●『感染症と闘う／新型コロナ／2 検査数、なぜ増えない』(毎日新聞／熊谷豪) 二〇二〇年四月十五日
https://mainichi.jp/articles/20200415/ddm/013/040/005000c

●『事務連絡／各都道府県、指定都市、中核市民生主管部（局）御中／社会福祉施設等に対する「新型コロナウイルス対策 身のまわりを清潔にしましょう。」の周知について』(厚生労働省) 令和二年三月三十一日
https://www.mhlw.go.jp/content/000617981.pdf

●『「本当のことを知って欲しい」現場の医師が伝えたいメッセージ』(おはようニッポン) 二〇二〇年四月二十八日
https://www.nhk.or.jp/ohayou/digest/2020/04/0428.html

●『新型コロナウイルス感染症に備えて ～一人ひとりができる対策を知っておこう～』(首相官邸ホームページ) 令和二年六月二十二日
https://www.kantei.go.jp/jp/headline/kansensho/coronavirus.html

●『専門医は軒並み反対なのに……「希望者全員にPCR検査を」と煽るのはなぜ間違いか?』(文春オンライン／鳥集 徹) 二〇二〇年三月十三日
https://bunshun.jp/articles/-/36554

- 『〃ファクトチェック／新型コロナ「五輪延期後に検査急増」は本当か　「感染隠蔽」説を検証すると…〃』（毎日新聞／山下貴史：統合デジタル取材センター）二〇二〇年三月二十八日
https://mainichi.jp/articles/20200328/k00/00m/040/090000c
- 『「五輪延期決定で検査を抑制する必要がなくなった」は誤り。検査人数が変動した事実はなし』（BuzzFeed Japan ／千葉雄登：BuzzFeed News Reporter, Japan）二〇二〇年三月三十一日
https://www.buzzfeed.com/jp/yutochiba/tokyo-olympics-pcr
- 『［新型コロナ FactCheck］東京都の感染者増「五輪延期決定で検査抑制の必要がなくなった」は本当か？』（INFACT）二〇二〇年四月十七日
https://infact.press/2020/04/post-5587/
- 『「検査が遅いのは厚労省側のウラが？」新型コロナ対策で「NEWS23」上昌広さんの辛口解説を聞け！』（YAHOO! ニュース／水島宏明：上智大学教授・元日本テレビ「ＮＮＮドキュメント」ディレクター）二〇二〇年二月二十六日
https://news.yahoo.co.jp/byline/mizushimahiroaki/20200226-00164735/
- 『〃新型肺炎「日本は五輪のため感染者を少なく見せようとしている」ＰＣＲ検査を巡る陰謀論に与するな〃』（YAHOO! ニュース／木村正人：在英国際ジャーナリスト）二〇二〇年二月二十七日
https://news.yahoo.co.jp/byline/kimuramasato/20200227-00164847/
- 『モーニングショー／岡田晴恵教授が涙で訴え！「感染研の先生方は自分の実績より人命を優先してください」ＰＣＲ検査拒否の真相はここだった』（J-CASTニュース）二〇二〇年二月二十八日
https://www.j-cast.com/tv/2020/02/28380844.html
- 『夏のコロナ対策　各駅停車に乗ったほうがリスク回避しやすい』（NEWSポストセブン）二〇二〇年六月六日
https://news.livedoor.com/article/detail/18374464/
- 『新型コロナ感染、検査体制に懸念の声 ―― 能力不足で実態つかめず』（Bloomberg ／黄恂恂、延広絵美、竹沢紫帆、Isabel Reynolds）二〇二〇年二月二十八日
https://www.bloomberg.co.jp/news/articles/2020-02-28/Q6AJ8QT0AFBA01

- 『『Nスペ』より『モーニングショー』が信頼できる？　岡田晴恵教授と玉川徹が国の専門家会議に注文した件』（YAHOO!ニュース／水島宏明：上智大学教授・元日本テレビ「NNNドキュメント」ディレクター）二〇二〇年四月二十三日
https://news.yahoo.co.jp/byline/mizushimahiroaki/20200423-00174802/
- 『コロナ院内感染、全国２１０５人　死亡２０５人、国内の24％』（毎日新聞）二〇二〇年六月八日
https://mainichi.jp/articles/20200608/ddm/001/040/107000c
- 『（社説）対コロナ　「戦争」の例えは適切か』（朝日新聞 DIGITAL）二〇二〇年五月六日
https://www.asahi.com/articles/DA3S14466743.html
- 『トランプ氏発言にNY州知事が「宣戦布告だ」と反発』（テレビ朝日）二〇二〇年三月二十九日
https://news.tv-asahi.co.jp/news_international/articles/000180373.html
- 『〝アメリカのロックダウン、１週間早ければ「３・６万人の命救えた」〟＝研究（英語記事 Earlier US lockdown could have saved 36,000 lives〟）』（BBC NEWS JAPAN）二〇二〇年五月二十四日
https://www.bbc.com/japanese/52766028
- 『支持率80％超、クオモNY州知事はなぜ称賛されるのか』（日経ARIA／渡邉裕子）二〇二〇年五月二十二日
https://aria.nikkei.com/atcl/column/19/121900142/052000009/
- 『ステレオタイプの科学』（英治出版／クロード・スティール著、藤原明子訳、日本語版序文北村英哉）二〇二〇年四月
http://www.eijipress.co.jp/book/book.php?epcode=2287
- 『まどわされない思考』（角川書店／デヴィッド・ロバート・グライムス著、長谷川圭訳）二〇二〇年三月
https://www.kadokawa.co.jp/product/321810000044/
- 『専門家会議を廃止・刷新　新型コロナ　特措法基づく分科会へ』（読売新聞）二〇二〇年六月二十五日
https://www.yomiuri.co.jp/politics/20200624-OYT1T50271/

木村浩一郎（きむら・こういちろう）
1961年福岡県生まれ。リーダーズノート出版代表、リーダーズノート編集部編集長。編集者、ライター。出版社、プロダクションを経て現職。

新型コロナウイルス・レポート
PCR検査を巡る攻防

2020年7月15日　初版発行
2020年7月30日　第2刷発行

著　　者　木村 浩一郎
発行・発売　リーダーズノート出版
〒114-0014　東京都北区田端6-4-18
TEL.03-5815-5428　FAX.03-6730-6135
http://www.leadersnote.com

装　　幀　塩崎 弟
D T P　古川 隆士
印 刷 所　株式会社平河工業社

ISBN 978-4-903722-80-1